最強の栄養療法
「オーソモレキュラー」入門

溝口徹

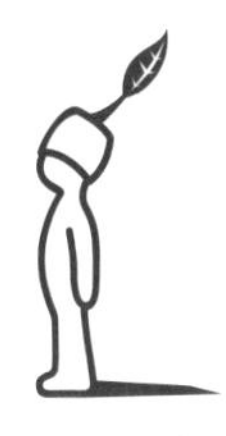

光文社新書

はじめに

多くの方にとって、タイトルにある「オーソモレキュラー」という言葉は、聞き慣れない単語だと思います。しかし、その「オーソモレキュラー」の考え方を知ることは、必ずや、あなたやあなたの周りの人々の病気や困った症状を、やわらげるための何かを提供してくれることと私は確信しています。

私はこれまで、うつ病と食事の関係、アレルギーとビタミンD、発達障害と隠れアレルギー、がんと栄養などについて、いち早く注目し、治療に取り入れ、こうしたテーマで本を執筆してきました。そしてお蔭さまでたくさんの方から、慢性化した不調を改善するきっかけになったと、励ましの声をいただいています。

実は、これまでに執筆してきたどの本でも、読者の皆さんへお伝えしたかったことのルーツ（根っこ）にあるのは、本書で取り上げているオーソモレキュラーであり、行なっている治療の根底にはオーソモレキュラーの考え方があります。栄養への関心がかつてなく高まっていることを感じるいま、今度はぜひ、その根っこの部分を皆さんにお伝えしたいと思い、この本を書きました。

オーソモレキュラーとは、本文でも詳しく説明しますが、「身体の中の分子（栄養素）の濃度を最適な状態に保つことで、身体の機能を向上させ、病態の改善をする治療法」のことです。患者さんの状態に応じて、生化学や生理学、分子栄養学の膨大な知見や研究成果に裏打ちされた治療を行ないます。

つまり、オーソモレキュラーによる治療とは、身体の中の分子レベルで何が起こっているかを理解し、分子レベルのトラブルを補正することなのです。そのためには、食事と栄養の改善が、最も大切な治療手段になります。

もし皆さんご自身が、身体にとっての栄養の大切さを理解し、日々感じる不調、問題の背景に、栄養や代謝の問題があるということを知っていただければ、病院に行ったり薬に頼ったりする前に、食べ物に注意したり、不足している栄養素を追加するなどして対応できることがたくさんあるはずなのです。

不調を感じたときに、まず、薬に頼るのではなく、ご自身の食事や栄養について振り返ってみてほしい。食事や栄養素がどれだけ身体に大切で、実際に身体の中でどんな働きをしているのかについて、ぜひ興味を持ってほしい。

知ることで、毎日食べるものへの気遣いが変わってくると思います。

食べ物や栄養素に関係する情報は、テレビや雑誌だけでなく、インターネットを介しても頻繁に目にするようになりました。有名なドクターがレギュラーで出演している健康番組でも、食事や栄養に関係する特集が組まれ、番組は高視聴率となっています。食事や栄養は、多くの方々の関心と興味の対象なのです。

いまある身体は、この世に生を受けてからの食べ物でできています。このことは、誰も否定できない、万人に共通することなのです。太りすぎである、痩せすぎである、アトピーである、美肌である……、それらの全ても実は、これまでの食事が作った身体の一部分なのです。

このことは身体面だけでなく、やる気が出ない、不安である、眠れないなど、脳のトラブルと考えられていた症状にも、実はあてはまるのです。

そして心強いことに、今日からの食べ物を変えると、未来の自分を変えることができるということも、誰も否定することができない事実なのです。オーソモレキュラーはこの分野に深く関係する基本的な概念です。

いまの自分が何をどれだけ、どのように食べたら、未来の自分をより良いものにすることができるのか。

そのヒントを、この本からできるだけ多く受け取っていただけたらと思います。

最強の栄養療法「オーソモレキュラー」入門

――目次

第2章　オーソモレキュラーの考え方——62

第3章　オーソモレキュラーの実際——症例から学ぶ——

第4章 オーソモレキュラーにおける食事――163

（3）オーソフードバランスにおける糖質の考え方　179

第5章　積極的な栄養素の補給のために――サプリメント――　213

第1章　オーソモレキュラーとは何か？

オーソモレキュラーとの出会い

医師となり、すでに27年が過ぎました。そのうち約20年間は、オーソモレキュラー療法に魅了され続けています。

この本は、聞き慣れない治療法であるオーソモレキュラー療法を、一人でも多くの方に知っていただくこと、そしてオーソモレキュラー療法の考え方を、自分や家族、そして大切な人たちの健康のために役立ててほしいと願いを込めて書いています。

私はオーソモレキュラー療法を専門にしており、医師や一般の方々に、講演や書籍などを通して、栄養の大切さを伝えています。

しかしオーソモレキュラーは、医学部のカリキュラムで学ぶものでもないため、日本では医療界でもまだまだ知られておらず、また、最近ではかなり注目されているとはいえ、一般の方々にもあまり知られていません。

ここで、オーソモレキュラー療法とは何かについて説明する前に、まず私の医師としての経歴と、オーソモレキュラーとの出会いなどについて書きたいと思います。

医学部を卒業後、2年間の臨床研修を経て、麻酔科を自分の専門領域に選びました。県立高校時代には野球に熱中、進学校ではありましたが勉強よりスポーツ担当で、唯一、有機化学が好きだという理由だけで教師か医者を目指し、結果的に医学部に入った自分にとって、医師の世界というのは権威的な雰囲気も強く、あまりなじめそうにありませんでした。

また、高校時代に祖父ががんで入院治療を受けていたときの疑問から、がん治療や医学への関心が出てきていたことも事実でしたが、医学部での実習では、外科で行なわれるがんの治療にやはり違和感を感じ、そちらに進むことはありませんでした。そんな中、消去法で選んだのが麻酔科でした。

麻酔科というと、皆さんにはあまりなじみがある領域ではないと思います。仕事の場は「手術中」が中心となるため、患者さんと長期間にわたりお付き合いをすることがありません。眠ってしまっている患者さんが、手術中にリラックスしているのか、それとも痛みを感じているのか、血圧、脈拍、体温、尿量、ときには大がかりな機械を使いながらモニターし、臨機応変に対応しなくてはなりません。

麻酔科医は手術中の痛みをなくすために存在しますので、痛みだけを専門に扱う「ペインクリニック」という専門領域は、麻酔科医が中心になって発展してきました。私も大学病院でペインクリニックを研修し、その効果に興味を持ちました。

いまでこそ、ペインクリニックは、専門に扱う医療機関が増えたため知られるようになっていますが、私が開業したころは、痛みを専門に扱うクリニックは珍しい存在でした。生まれ育った神奈川県藤沢市の辻堂という小さな町で開業したクリニックでは、神経ブロックなどの特殊な方法で、他院では治らない痛みを治すという評判がたち、とても多くの患者さんに来院していただきました。ときに１日３００人もの患者さんが受診され、患者さんからも「痛みが楽になりました」とおっしゃっていただくことが多く、その当時はかなり天狗になっていたと思います。

ところが徐々に、ペインクリニックのテクニックを駆使しても、痛みが治まらない患者さんや、痛みは軽くなっても、疲労感、抑うつ感や不安感などがとれない患者さんが増えてきたのです。

いまでこそ、慢性の痛みに悩んでいる患者さんの多くは、オーソモレキュラー的に考えると、強いストレスの影響を長期間受け続けており、自律神経とそれに関係する栄養状態が劣悪になっていることが理解できるのですが、その当時は、抑うつ感や不安感などの症状に対しては、安定剤や抗うつ剤を処方して、まさにお茶を濁して(にご)いました。

突然の妻の不調

毎日200人以上の患者さんの診察をこなし、多くの患者さんを改善させていると勘違いしていたそのときでした。1997年10月、とても健康だった妻が、突然激しいめまいを訴え倒れてしまったのです。

当時は、住んでいたマンションの1階がクリニックだったため、すぐに点滴をして応急処置はしたのですが、その後行なった通常の血液検査などでは、全く異常がありませんでした。

めまいを抑える薬を処方し、それでも不十分だったため、漢方を専門にしている先輩医師に相談し、漢方薬を試したりしても、完全に良くなることはありませんでした。

世の中不思議なもので、そんなときにはタイミング良く、いろいろな話が舞い込んできます。あらゆる不調に効果があるという奇跡のフルーツジュース。同様に、万病に効果があるという乳酸菌精製飲料。さらには神社を紹介され、そこで「めまいの原因は祖先にある」と断言され、塩や水を高額で購入して妻に飲ませたり、家の周辺にまいたりしたものでした。

めまいという「よくある症状」にたいして、通常の医療で対応しても良くならない。さらに、いまでこそ怪しいと思えるのですが、その当時はまさに藁にもすがる思いで取り組んだ民間療法の数々。そのうえ、祖先のお祓いまでしてもらっても良くならない。

そのころには、妻は乗り物に乗るときの不安感なども訴えるようになっていました。通常の診療であれば、その不安感を改善させるために安定剤を処方することになったでしょう。でも、自分の妻には、そうした薬はなかなか処方することができませんでした。「めまいが治らないのは、きっと何か原因があるはずだ」と思いながら情報収集していたときに、オーソモレキュラー療法に出会うことになるのです。

食事の変更とサプリでみるみる元気に

私のオーソモレキュラー療法との出会いは、この本でも後ほど詳しくご紹介することになる金子雅俊先生との出会いが始まりです。オーソモレキュラーの概念を最初に日本に持ち込んだのが、この金子先生なのですが、ご自身は医師ではないためクリニックを持っておらず、患者の血液検査を依頼する医療機関を探していました。そこにたまたま私のクリニックが協力したことから、ご縁をいただいておりましたが、私自身はそれまで、オーソモレキュラーには全く興味はありませんでした。

しかし、その金子先生に、妻の症状の経過と検査データを見せると、金子先生は、「溝口先生、奥さんは2週間で元気になりますよ」と軽く告げたのです。

そのころ、天狗になっていた医者である私には、《いくらなんでも、そんなはずはないだろう》《適当、言ってるのか⁉》、さらに《やれるもんなら、やってもらおうじゃないか!》などという感情があふれました。

とはいえ、先ほども書きましたように、藁にもすがる思いでもありました。私は金子先生の指示通りに妻の食事を変更し、サプリメントを飲ませてみたところ、妻は、枯れかかった草花がみるみる元気になるように改善していったのです。それまでできなかった家事ができるようになり、日中も横になっている時間が減って、外出できる時間が長くなり、休日には家族で出かけることも可能になるほど元気になったのです。

普通の診療であれば全て正常になってしまうような血液検査データから、多くの問題を見つけ出して指摘し、的確に食事とサプリメントの指導をしていただいたわけなのですが、その根拠となる理論に、私自身、とても強く興味が湧きました。それからは、休診日を含めた自分の時間の全てをオーソモレキュラーの基礎を学ぶことに費やすことにしたのです。

ひたすらオーソモレキュラーを学ぶ日々——吸血鬼と呼ばれ

オーソモレキュラーは、それまで医学部で習得した他のどの学問よりも奥が深い学問で、ある意味で、とても楽しく学ぶことができました。学生時代には、何の役に立つのだろうと思いながら試験のためだけに勉強してきた生化学や生理学などの学問が、オーソモレキュラーでは、栄養素の代謝と病気との関係がそこに体系づけられていることがわかるため、とても意味深く関係していることが理解できるのです。

こうしてオーソモレキュラーを知れば知るほど、自分のクリニックで改善が得られない患者さんの背景には、栄養や代謝のトラブルが関係していたのではないか……という疑問を持つようになりました。
それから約1年間、様々な機会や、書物・文献などによって、ひたすらオーソモレキュラーを学びました。そして、実際にスタッフや家族などにオーソモレキュラーを応用し、効果を確認しました。

さらに、通常のペインクリニックのテクニックで治療しても、なかなか満足できる効果が得られない患者さんにも、応用してみることにしました。すると多くの患者さんに、それまでとは異なるすばらしい改善が得られ、血液検査でも、その変化を数値で確認することができたのです。

こうした経験を重ねながら、私の中で、「オーソモレキュラーは、人が本来持っている機能をサポートする、すばらしい治療法である」という確信を持つようになりました。

2000年から、自分の診療スタイルは一変します。それまでは、痛みの部位のレントゲン写真などの画像検査をしたり、関節痛であれば、血液検査でリウマチの検査をしていたのですが、そのころからは基本的に、受診される患者さん全員にたいして、栄養や代謝のトラブルを知るための血液検査をするようになったのです。

腱鞘炎が治らない、首が痛い、踵が痛い、背中が痛い……どこにどのような症状を訴えても、全員血液検査です。そのころ、クリニックの患者さんや近所の方々からは「吸血鬼」といわれていたそうです。

そのように多くの患者さんからいただいた膨大で貴重なデータから、慢性の痛みだけでなく、多くの症状が慢性化してしまう理由の一つに、オーソモレキュラー的な栄養障害が関係していることを知ることになったのです。

ここでは、その当時に出会った思い出深い二人の患者さんの経過を紹介することにします。

【症例】48歳・女性：左肩の激しい痛み

特に原因はなく、左肩が痛くなりました。私のクリニックに来院する前に受診した病院では、いわゆる五十肩で、そのうち良くなるので、湿布を貼って、痛みが強いときには鎮痛剤を服用するように、と指導されたといいます。

しかし痛みは徐々に強くなり、夜、眠ることができず、洋服の脱ぎ着などでも激痛が生じるようになりました。そうした中、痛みを専門に扱うペインクリニックのことを友人から紹介され、私のクリニックを受診することになりました。

初診時の左肩関節のレントゲン写真【資料１‐１】では、上腕骨の上に石灰が沈着してい

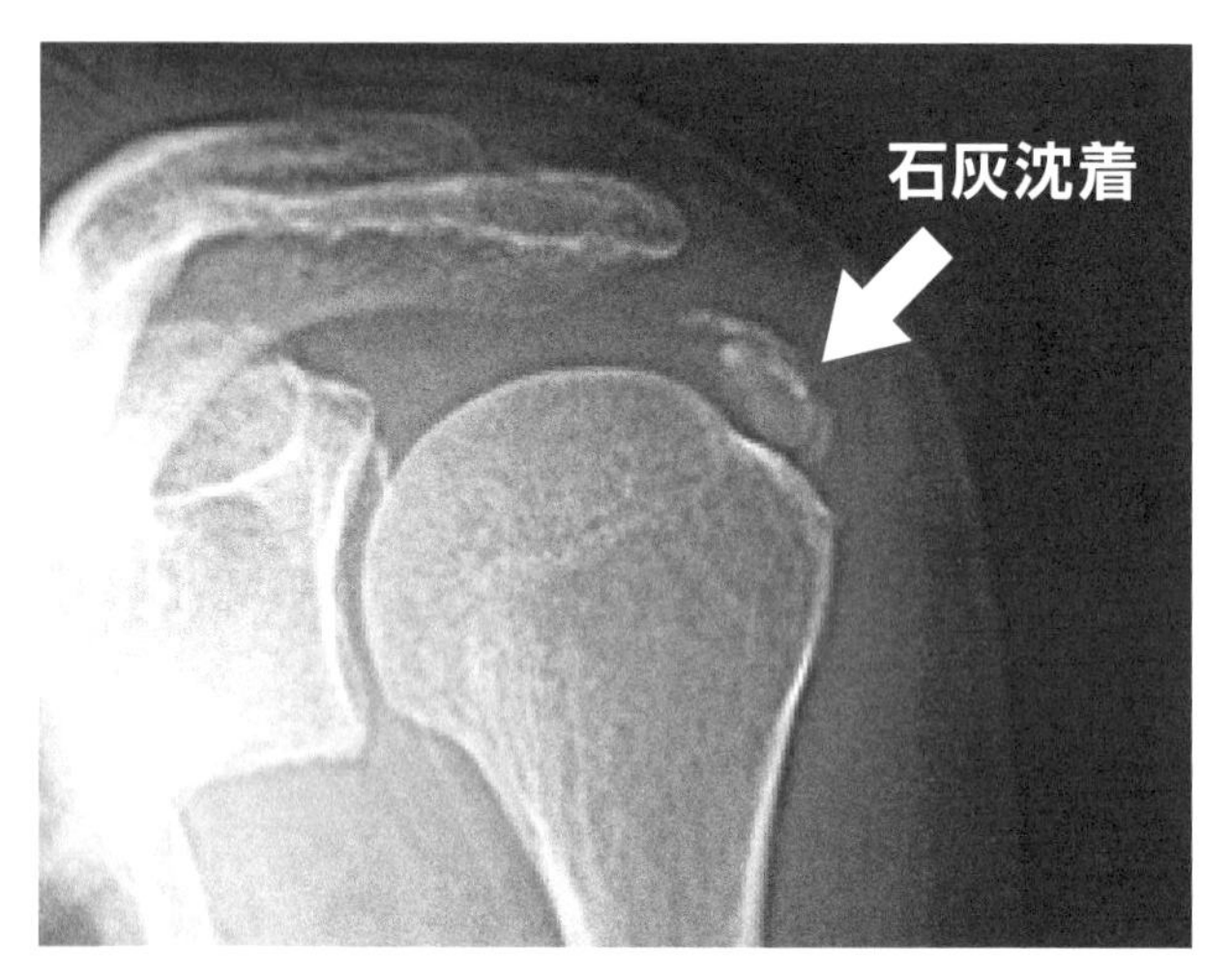

【資料1－1】初診時の左肩関節のレントゲン写真（48歳・女性）

ました。このような状態を、「石灰沈着性肩関節周囲炎」と診断します。

この病気を、多くの医師が診断と治療の参考にしている『今日の診療VoL.11』（医学書院）で調べてみましょう。

〈頻度〉全人口の2.7～8％に発生し、40、50歳代の女性に好発する。
〈概念と病態〉腱板内にハイドロキシアパタイトを主体とする石灰が沈着し、やがて滑液包内に流出すると速やかに排除され、炎症は沈静化する。棘上筋腱に沈着する症例が最も多く、次いで棘下筋腱に沈着する。石灰が沈着する機序は未だ不明である。

	2002/5	基準値(単位)
ALP	273	120 ～ 250 (U/L)
尿素窒素	10.5	8 ～ 20 (mg/dL)
Fe（血清鉄）	43	60 ～ 170 (μg/dL)
フェリチン	6	8 ～ 120 (ng/mL)
尿中 Dpd/Cr	10.5	5.4 未満 (nm/mmCr)

【資料1－2】初診時の血液検査データ（48歳・女性）

このように、教科書では石灰が沈着する原因は不明と書かれていますが、オーソモレキュラーの検査をしてみると、その原因をいろいろと想像することができるのです。

この患者さんの初診時の血液検査データ【資料1－2】をオーソモレキュラー的に解釈してみます。

まず、高齢の患者さんの場合に骨粗鬆症の診断に使う尿中Dpd／Cr（一般的な骨溶出マーカーです）という項目が上昇しています。このことは、48歳の女性にもかかわらず、急激に骨からカルシウムが溶け出していることを示しています。

この患者さんの病歴を聞くと、肩が痛くな

る数カ月前に、突然閉経してしまったそうです。女性では、エストロゲンというホルモンが、骨からカルシウムが溶け出すことを防いでいます。この患者さんは、急激にエストロゲンが減少し閉経となり、骨からのカルシウム流出が起こったと想像できます。

つぎにＡＬＰという項目を見てみますと、基準値より高くなっています。ＡＬＰは、通常であれば肝臓のトラブルを判断する項目ですが、この程度の上昇の場合には、あまり問題とされません。

しかしこの患者さんの場合には、ＡＬＰを詳しく分けて検査したところ、肝臓由来のＡＬＰではなく、骨由来のＡＬＰが大きく上昇していました。つまり、エストロゲンが急激に減少したため、骨からカルシウムが溶け出し、それを補うために骨新生が刺激され、ＡＬＰが上昇していたことになります。

また、Fe（血清鉄）とフェリチン（貯蔵鉄）がともに低値であり、鉄の欠乏が深刻であったことがわかります。この深刻な鉄欠乏は、早期に閉経となったことと関係するかもしれません。

教科書的には、石灰の沈着の原因が不明であることから、痛み止めと湿布を処方し安静を指示することや、ステロイド剤の肩関節への注射をすることが治療法となります。しかしオ

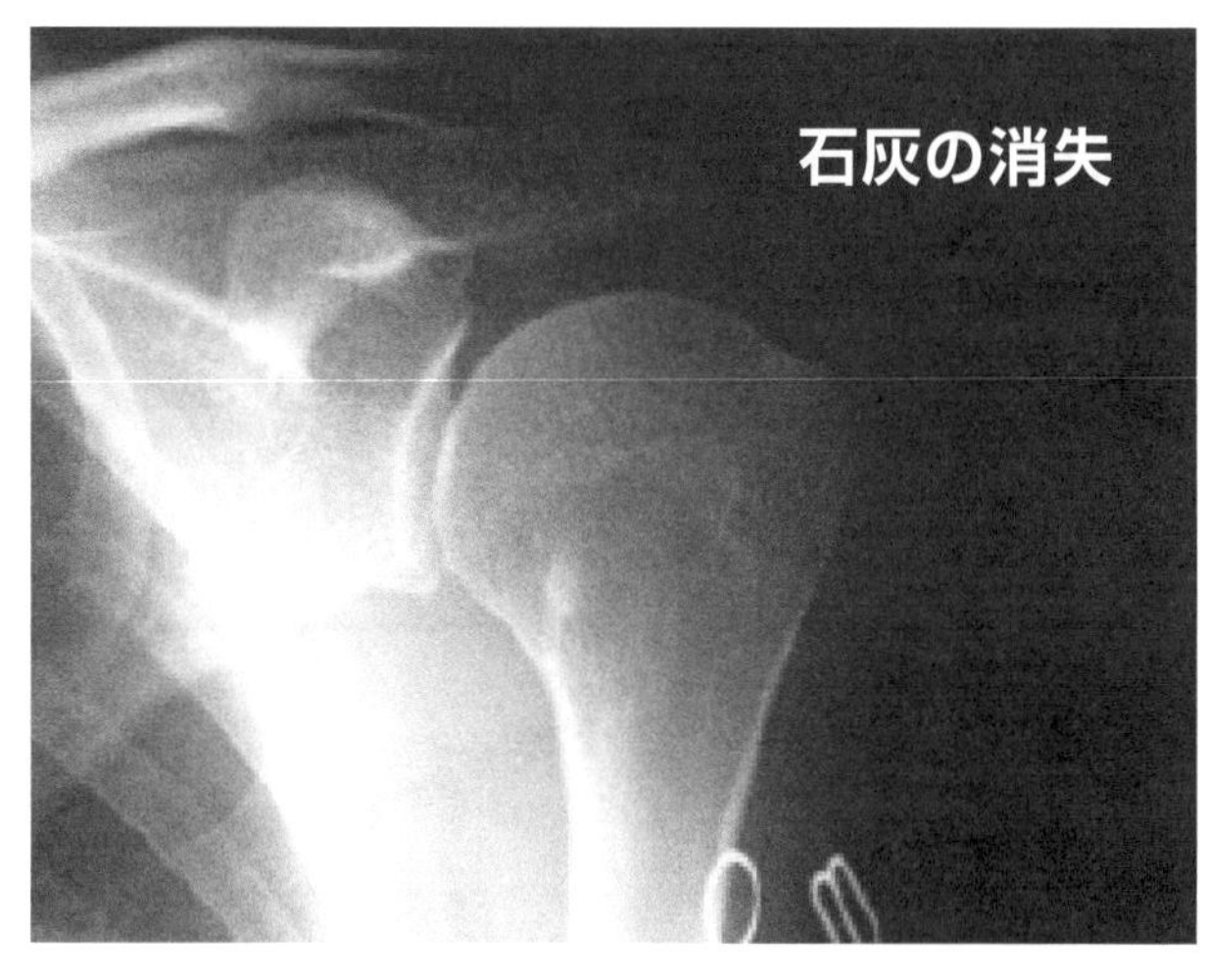

【資料1－3】 3カ月後の左肩関節のレントゲン写真（48歳・女性）

ーソモレキュラー療法では、不足した鉄を補い、エストロゲンの材料になる大豆イソフラボンを補充し、カルシウムやマグネシウムを補給することにしました。

その結果、初診時のレントゲン写真ではっきりと写っていた石灰は、3カ月後にはきれいに消失しています【資料1－3】。

さらに、初診時から5カ月半後の血液検査【資料1－4】では、約5カ月間のオーソモレキュラー療法によって、骨からのカルシウム流出が治まり、鉄不足も改善傾向であることが示されています。

患者さんは痛みが消失しただけでなく、疲れにくくなり、お肌の調子も良くなったということで、とても喜んでくれました。

	2002/5	2002/11	基準値(単位)
ALP	273	202	120 ～ 250 (U/L)
尿素窒素	10.5	16.9	8 ～ 20 (mg/dL)
Fe(血清鉄)	43	141	60 ～ 170 (μg/dL)
フェリチン	6	13	8 ～ 120 (ng/mL)
尿中 Dpd/Cr	10.5	6.5	5.4 未満 (nm/mmCr)

【資料1－4】初診時と、5カ月半後の血液検査データ（48歳・女性）

教科書的には診断も治療も決まっていて、にもかかわらず痛み止めなどの対症療法しかないような病気でも、オーソモレキュラー療法では、根本的な原因から改善できるのだ、ということを経験した患者さんでした。

【症例】29歳・女性：難治性のめまい

口コミの情報というのは、困っている患者さんにとって、強く背中を押してくれるものになるようです。オーソモレキュラーで数人のアトピーの患者さんが改善すると、遠方からも患者さんが受診してくれるようになりました。

先ほども書きましたが、当時は、神奈川県藤沢市の辻堂という小さな町の診療所でしたが、なかなか治らない症状の治療を目的に、多くの患者さんが、遠方からも通院されるようになっていました。インターネットが普及していない時代でしたので、情報を知るきっかけは患者さんからの直接の口コミがほとんどだったと思います。

そんなころ突然、1通のファックスがクリニックに届きました【資料1‐5】。

難治性のめまいにお困りの29歳の女性からでした。私のクリニックを受診したことはなく、本当に突然のファックスでした。1枚目には、めまいがなかなか治らないこと、何カ所もクリニックを受診し漢方薬も試したこと、そして行き着いたのが大学病院で、耳鼻科と麻酔科の2つの診療科で入院し、集中的な治療をしたが、やはり良くならないという内容が書かれていました。

入院していた大学病院は、かつて私が勤務していた施設で、主治医の先生方も直接面識がある方々でした。当時考えられる最先端の濃厚な治療を、複数の科のドクターが協力して行なっていたことがわかります。

その患者さんの初診時の検査データを抜粋したものが【資料1‐6】です。

通常の基準範囲からすれば、肝機能正常、貧血なしと判断されるデータですが、後ほど出てきますが、オーソモレキュラー的に解釈すると、ビタミンB群の不足と（ASTとALT

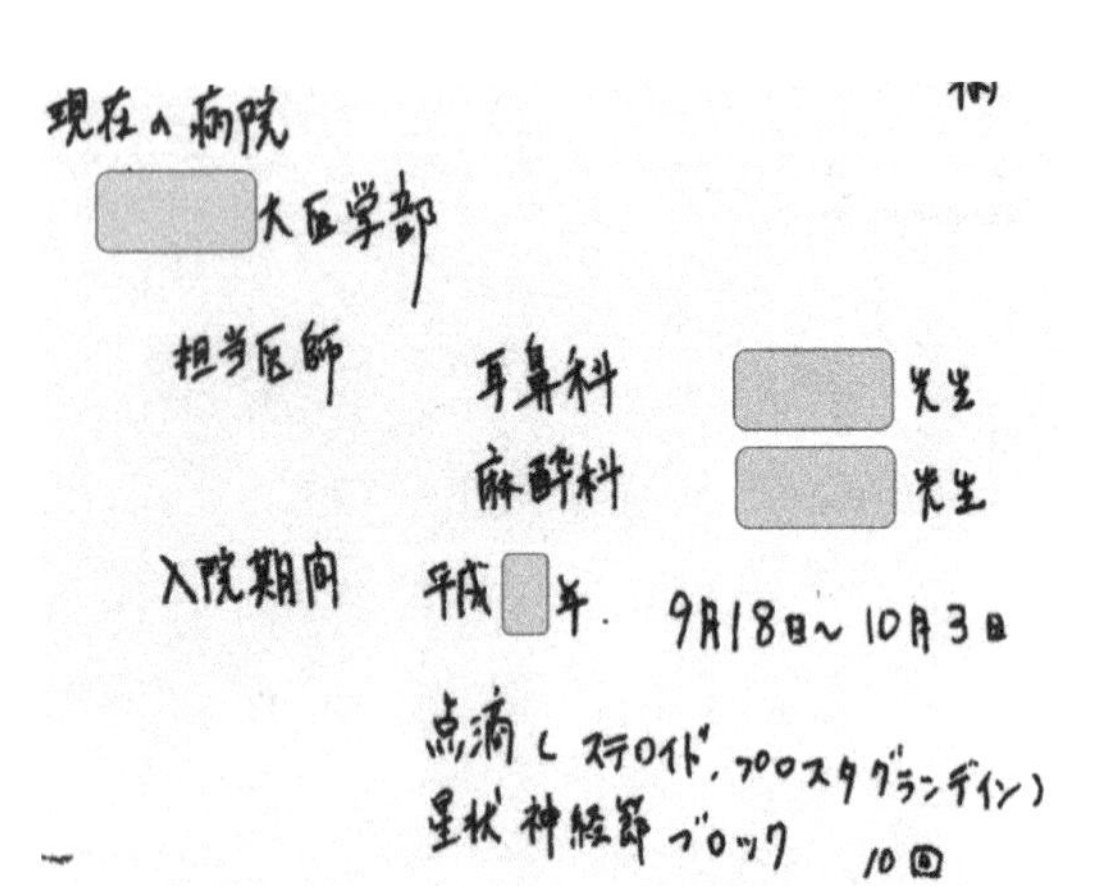

現在の病院

　　大医学部

担当医師　耳鼻科　　先生

　　　　　麻酔科　　先生

入院期間　平成　年　9月18日～10月3日

点滴（ステロイド，プロスタグランディン）

星状神経節ブロック　10回

現在の治療法

星状神経節ブロック，レーザー治療

薬の種類．　イソバイド（1日90ml）セファドール

メチコバール，ソラナックス，ザンタック

アルサミン液10ml

【資料1－5】クリニックに届いたＦＡＸ（29歳・女性）

	結果	基準値（単位）
TP（総タンパク）	7.2	6.5 ～ 8.1 (g/dL)
AST	21	13 ～ 30 (U/L)
ALT	14	7 ～ 23 (U/L)
ALP	97	120 ～ 250 (U/L)
ChE（コリンエステラーゼ）	324	201 ～ 421 (U/L)
フェリチン	6.25	8 ～ 120 (ng/mL)
赤血球数	469	438 ～ 577 (万/μL)
ヘモグロビン（血色素量）	13.8	13.6 ～ 18.3 (g/dL)
ヘマトクリット	43.1	33.4 ～ 44.9 (%)

【資料1－6】初診時の血液検査データの抜粋（29歳・女性）

の値より）、鉄や亜鉛の重篤な不足状態（フェリチンとＡＬＰの値より）であることが読み取れます。

そのため、投薬や神経ブロックなどの治療とは異なる、栄養的なアプローチが可能となります。患者さんには食事指導と、ヘム鉄、亜鉛、ビタミンＢ群の補充を行ないました。その結果、３カ月後には投薬が全て不要となり、めまいの心配もなく、外出も仕事も可能になりました。

めまいの全てが栄養障害によって起こり、オーソモレキュラー療法で完治するわけではありません。ところが、様々な検査によっても原因が特定できないめまいや頭痛などの多くは、オーソモレキュラー的な検査と、その解釈によって得られた「栄養バランスの乱れ」を補正してあげることで、劇的に改善することがとても多いのです。

オーソモレキュラー療法とは?

オーソモレキュラー療法には、「ＩＳＯＭ（International Society for Orthomolecular Medicine＝国際オーソモレキュラー医学会）」という国際的な学会があり、年１回開かれる総会は、２０１７年で46回目を迎えました。日本ではほとんど知られていない治療法であり言葉でもあるオーソモレキュラーは、世界的に見ると長い歴史があるものなのです。

オーソモレキュラーの基本的な考え方は、ごく簡単にいうと、「身体の中の分子の濃度を最適化する」ということになります。たとえば、あるホルモンが不足しているとすれば、それを外から補うのではなく、そのホルモンを自分で作ることができるようにするための材料（栄養素）を適切に補充する、という考え方です。

この治療の創始者の一人であるカナダのエイブラム・ホッファー博士は、彼の著書（『Putting It All Together』）でオーソモレキュラーを次のように定義しています。

「オーソモレキュラー療法とは体内の細胞にとって至適量（してきりょう）の栄養素を供給するように努める治療法である。至適量とは、著しい個体差および時間とストレスによって生じる変化を考慮にいれた病態改善に必要な十分量である」

一般的な栄養療法では、年齢とともに減少する栄養素を、食事やサプリメントを用いて補充したり、軟骨がすり減ることによって起こる関節の痛みにたいしては、コラーゲンを補う、ということになります。

ところがオーソモレキュラー療法では、ホッファー先生の定義にあるように、「**至適量**」の栄養素を供給することが治療の本質になります。そしてその至適量には大きな個人差（ときに40倍以上）があるため、患者さんによっては、通常の使用量とはかけ離れた量の栄養素を補充することになるのです。そのことから、「大量のビタミンやミネラルの補充によって、過剰な状態になってしまうのではないか」といった疑問や批判が出てくることが多くあります。

オーソモレキュラーで用いる栄養素の至適量が、過剰な量だと批判されるほど多くなることがある理由について説明するために、ビタミンの発見などを含めた歴史について見ていきましょう。

ホッファー先生はその著書（＊同前）で、ニューヨーク科学アカデミーの会誌に食物の歴史について執筆しているマクリン博士の記述を紹介しています。

①紀元前１５００～１９００年： 食物は、実証的に（著者注：経験的に）ある特定の病気を癒やすために摂取された

②１８００～１９００年： 動物にビタミン欠乏症が発生し、ビタミン仮説が生まれた

③１９００～１９８０年： 数種のビタミンが発見され、単離され、その化学構造が決定し合成法が確立

④１９３０年～現在／未来： ビタミンの体内での生化学的機能についての研究が行なわれ、食餌療法における必要条件が紹介され、ビタミン製品の市場化が盛んになる

⑤１９５５年初頭～： ビタミン欠乏症の予防的使用の他に、諸疾患の治療的使用をとおして、ビタミンの健康効果が認識される

オーソモレキュラーの創設者であるエイブラム・ホッファーは、1955年に、ナイアシンによって血中コレステロール値が低下することを示し、まさに右記⑤について、科学的に証明しました。

ナイアシンはビタミンB群の一つであり（かつてはビタミンB3とも呼ばれていました）、欠乏すると「ペラグラ」という欠乏症（独特の皮膚炎、下痢などの消化管症状、精神症状などを主症状とする）を発症します。そのため通常では、ナイアシンを補充することによって、欠乏症であるペラグラの予防や治療が行なわれます。

ところがホッファーは、ナイアシンが不足していない状態であっても、さらにナイアシンを「至適量」補充することによって、血液中のコレステロール値が下がることを示したのです。

このことは、ある種類の栄養素の至適量の補充が、欠乏症の予防や治療だけでなく、全く異なる病気の改善に有効であるというオーソモレキュラーの基本的概念を示すものです。実はその考え方は、創薬に応用され、一般の医療でも使われているものなのです。

その後、コレステロールを下げる作用がより強い薬（スタチンなど）が次々と開発され、それらの薬が製薬会社の売り上げの上位を占めるようになりました。

ナイアシンはいまでも脂質異常症にたいする治療薬として認可されていますが、顔面紅潮や動悸などの「ナイアシンフラッシュ」という反応が起こってしまうことや、新しい薬に比較すると効果が乏しいため、処方する医師はほとんどいないのが現状です。

オーソモレキュラー療法の誕生——統合失調症に注目した生化学者ホッファー

エイブラム・ホッファー（Abram Hoffer：1917〜2009年）は、生化学者として博士号を取得していました。ホッファーが研究者として従事していた1940年代は、アメリカ南部などでは、栄養状態が劣悪であったため、先ほどもご紹介したナイアシン（当時はビタミンB3）の欠乏症であるペラグラが問題になっていました。

その当時、ビタミンBの働きに興味を持っていたホッファーは、ペラグラが進行すると幻覚や妄想を訴えることに注目し、幻覚や妄想が主な症状である統合失調症と、ナイアシン欠乏の関係について研究を進めることになったのです。

さらにホッファーは、医学部を受験し、1950年、精神科医としての臨床に従事することになります。

その当時、統合失調症には有効な治療法がなく、入院という形式で施設へ閉じ込めたり、頭蓋骨（ずがいこつ）にドリルで穴を開け、脳の一部を破壊する方法や、電気ショック療法などが行なわれていました。

ホッファーが精神科医として働き始めた１９５０年代になると、現在も統合失調症の治療に使われている薬剤が開発されました。それらの薬を使うことによって、激しい症状を抑えることが可能になったのですが、同時に強い副作用も起こるため、患者さんの多くは社会的に普通の生活を送ることはできません。

ホッファーは、至適量のナイアシンとビタミンCを中心とした栄養素の補充によって、統合失調症の患者さんに効果があったことを示し、二重盲検という方法でその有効性を証明しました。

ところが、精神科の権威ある学会や医師たちからは無視され、さらに、「欠乏症ではない状態に大量のビタミン剤を用いている」という理由から非難されることになりました。

精神科医であり、さらにビタミンを専門にする生化学の研究者としてホッファーは、統合失調症の原因について仮説を立て、実際にその効果を立証したにもかかわらず、当時の権威は、非科学的な中傷をもって、ホッファーの業績を抹消（まっしょう）したのです。

その当時のことを、ホッファーは著書（＊同前）の中で、次のように回想しています。

・１９５０年、精神医学の新しい概念に強い好奇心を抱き、医師としてインターン勤務を始めた。
・詳細な生化学的な検査も行なわず、はっきりとした器質的疾患もないのに、病気とされている患者が多いことに驚いた。
・単独で問題を解決できる、魔法の弾丸（化学療法剤）などは存在しないと認識した。

ホッファーの研究は、あらゆる学会から無視されることになり、ホッファーは学会を脱会します。そして１９６７年に、自ら「the Journal of Schizophrenia」（＝統合失調症ジャーナル：現 the Journal of Orthomolecular Medicine の前身）を設立。学会誌を刊行し、オーソモレキュラー療法の情報を世界に発信し続けたのです。

私がオーソモレキュラーに出会ったころ、この学会誌を定期的に購入していた日本の大学は２施設のみでした（大阪大学と岩手医大です）。ＩＳＯＭの学会に参加しても、日本人に会うことはほとんどなかったのです。

天才化学者ポーリングによる理論の確立

オーソモレキュラーを基礎から構築し、治療法として確立する過程で、ライナス・ポーリング博士（Linus Carl Pauling：１９０１〜１９９４年）は欠かせない存在です。

ポーリング博士は、１９５４年に、化学結合の本質に関係する研究でノーベル化学賞を受賞し、１９６２年には、核実験への反対運動が評価され、ノーベル平和賞を受賞しています。20世紀最大の化学者の一人と評価されている人物です。

ポーリングは、量子化学、生化学、結晶学、分子生物学など、多岐にわたる分野で研究し、多くの業績を残しました。なかでもオーソモレキュラーの基礎となる生化学や有機化学と、栄養学や免疫学などとの融合は、晩年の研究課題でした。

１９５０年代後半になると、ポーリングは精神疾患の原因として、脳内にある酵素の機能障害を疑い研究していました。酵素の研究には、補酵素となるビタミンやミネラルの関わりを理解し研究することが重要になります。そこでホッファー先生の統合失調症へのナイアシン療法を知ることになり、二人の親交が始まるのです。

１９６８年、ポーリングは、アメリカの権威ある科学雑誌『サイエンス』誌に、「Orthomolecular psychiatry」（＝オーソモレキュラー精神医学）という言葉を含んだタイトルの論文を発表しました（＊1）。実は、オーソモレキュラー（Orthomolecular＝molecule〔分子〕、ortho-〔整える〕）という単語は、この論文で初めて使用されたポーリングの造語なのです。

その後、オーソモレキュラーは、精神科（＝psychiatry）だけでなく、広く医療・医学（＝medicine）に応用されるようになり、オーソモレキュラー療法（Orthomolecular medicine）となり、今日のように多くの慢性疾患の治療に応用されるようになりました。

私を20年間魅了し続け、世界で多くの医師が取り入れ始め、これからの医療の中心となる可能性があるオーソモレキュラー療法は、ホッファーとポーリングという二人の偉大な天才なくして誕生しなかったものなのです。

余談になるのですが、ポーリング博士も晩年は、ホッファー先生と同様に、権威ある学会などから無視され、誹謗（ひぼう）中傷されるようになったのです。

ポーリングはあまりに多岐にわたる分野で次々と一流の研究をしました。

たとえば、有名な「ビタミンCと風邪」の研究においては、感染症（風邪＝ウイルス感染）の分野では医学会から非難され、ビタミンCという栄養素の分野では栄養学会から非難されてしまったのです。それぞれの権威ある学会からは、いずれも従来の定説に合わないというのが反論の根拠であり、「ポーリングのような門外漢の介入は許さない」という個人的な感情による攻撃すらあったのです。

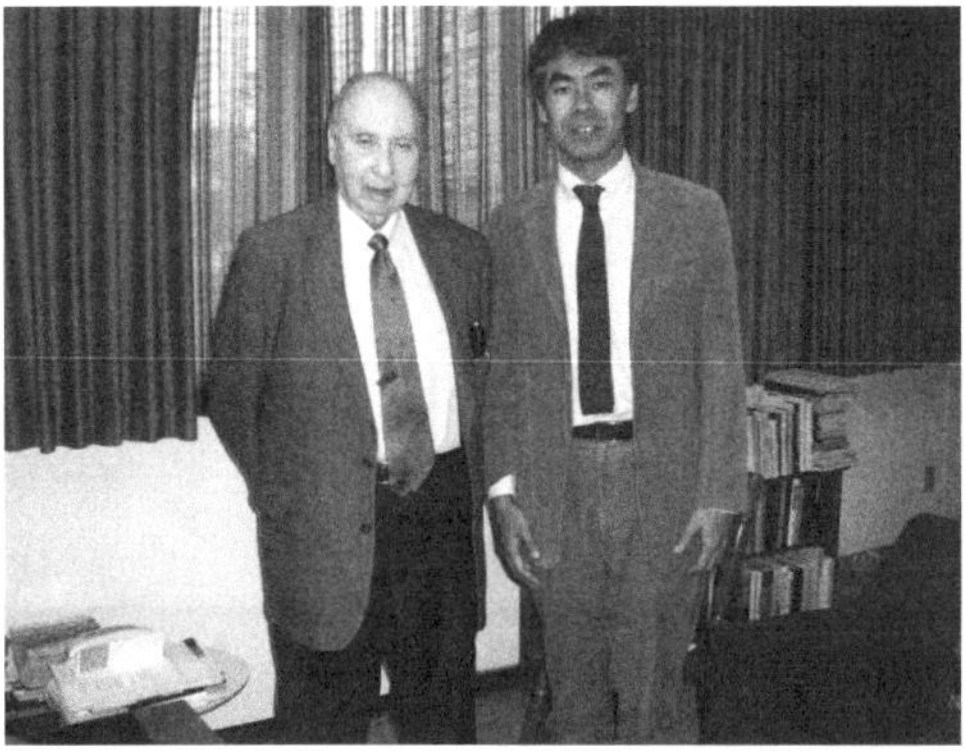

【写真1】2004年、カナダ・ビクトリアのホッファー先生のクリニックにて

オーソモレキュラーの専門クリニックを東京に開設した年の翌年（２００４年）に、私はカナダにあるホッファー先生のクリニックを初めて訪れました【写真１】。その後、２００８年までに計３回、直接お会いして教えていただく機会がありました。またお亡くなりになる直前まで、Ｅメールでは頻繁にやりとりをさせていただきました。

あるときホッファー先生に、日本でも多くの医師がオーソモレキュラーの勉強会に参加してくれるようになったことをメールで報告したところ、「I do hope that the Japanese doctors are more open and broadminded than Canadian and

American doctors.」（日本の医師がアメリカやカナダの医師たちよりも寛大で広い心を持つことを強く期待するよ）と返信がきました。
この一節にも、ホッファーやポーリングが権威たちから受けてきた迫害の歴史を感じてしまいます。

栄養学・医学の新説は常に迫害を受ける

実は栄養学の歴史を振り返ると、ホッファーやポーリングに限らず、常に権威との戦いが繰り返されてきたことがわかります。

ビタミンCの欠乏症である壊血病は、全身の皮下出血、歯肉出血、粘膜からの出血が起こり、疲労感や抑うつ感を訴え、最終的には死に至る病気です。特に大航海時代になると、大型船で長期間航海をすることになり、非常に多くの乗組員が壊血病になり死亡しました。

そんな中、１７４７年、イギリス海軍医であったジェームズ・リンドは、レモンやオレンジを食べることによって壊血病の患者が元気になることに気付きました。そして遠洋航海では十分なレモンやライムなどを船に載せ、乗組員たちに航海中に食べさせることで、壊血病を激減させたのです。

ところがその事実は、「一介の海軍医からの報告」と扱われることによって、王室に近い本部の医師団からは無視されてしまいました。

その後、ギルバート・ブレーンがリンドの説を採用し、航海の際に柑橘類を載せることを主張して採用され、イギリス海軍の壊血病は激減することになりました。ブレーンは地位も階級も高く、リンドと同様の主張であったにもかかわらず本部の医師団が無視をすることができなかったことが、柑橘類を載せることになった理由といわれています。

ブレーンの主張によって全ての航海に柑橘類が支給されるようになったのが１７９９年なので、リンドの発見と主張から50年経過してから、ようやく権威に認められ定説になったのです。この期間に膨大な数の船員たちが壊血病になり亡くなりました。

ホッファーが医学の道に進むきっかけになったのが、先にも触れたように、ナイアシン（当時のビタミンＢ３）の欠乏症であるペラグラでした。ペラグラは独特の皮膚炎として発症し、嘔吐や下痢などの消化管症状とともに、抑うつ感や幻覚、妄想などの精神症状をともなうようになります。そして重症の場合には死に至る病であり、非常に恐れられていました。20世紀になってもアメリカ南部で蔓延していたため、黒人などによって政府の無策さに対する暴動が起こるほどでした。

そのためアメリカ政府は、黄熱病やチフスなどの感染症の研究で結果を出していた公衆衛生局勤務の医師ジョセフ・ゴールドバーガーを、ペラグラ対策のため派遣することにしました。

当時ペラグラは、感染症であると考えられていたのですが、感染症の専門家であるゴールドバーガーは、ペラグラ患者が入院している病院のスタッフは、誰一人としてペラグラを発症しないという事実と、ペラグラを発症する患者は、共通して肉類や乳製品の摂取が少ないことを発見し、報告したのです。

ところがその1年後、トンプソン博士とマクファデン博士が、ニューヨークタイムズに、「栄養とペラグラに因果関係はなく、ペラグラはサシバエの刺し傷によって生じた感染症であると結論づけた」という論文の概要を掲載し、ゴールドバーガーの主張を否定したのです。

この主張にたいして、ゴールドバーガーが行なった実験は、想像を超えるものでした。その実験とは、ペラグラ患者の鼻粘膜、皮膚からしたたりおちる液などを、ゴールドバーガー自らと彼の家族が飲み、さらに、それらの分泌物の調整液の注射をするというものだったのです。そうまでしてもペラグラを発症しないことから、感染症ではないことを証明したのです。

ホッファー先生は、医学的にパラダイムシフトとなるような重要な発見があっても、それが権威ある医学会で常識として認識され、治療に応用されるようになるまでには40年という時間がかかってしまう。その期間、救われるはずの多くの患者さんが、間違った治療を受けることになってしまう。だから医師がやるべき本当の仕事は、40年という期間をどれだけ短くすることができるかで、そのことこそが重要なのだ……と話されていました。

ホッファーとポーリングがオーソモレキュラーを確立してから50年が過ぎてしまいました。世界だけでなく日本でも、オーソモレキュラーは急速に知られるようになってきているのですが、天国にいるホッファー先生がこの状況を見て、どのようにコメントされるでしょうか……きっと厳しく激励してくれると思います。

リオルダン——ビタミンCによるがん治療の研究

２００５年9月、オーソモレキュラーの分野では画期的な論文がアメリカ科学アカデミー紀要（「ＰＮＡＳ：Proceedings of the National Academy of Sciences of the United States of America」）に掲載されました。内容は「高濃度のビタミンCは、選択的にがん細胞を殺し、正常細胞へはダメージを与えない」という主旨のものでした（＊2）。

この論文は、ＮＩＨ（National Institutes of Health＝アメリカ国立衛生研究所）、ＮＣＩ（National Cancer Institutes＝アメリカ国立がん研究所）というアメリカの国立研究機関に属する研究者からの報告であり、ＰＮＡＳという雑誌は、世界でも最も権威ある雑誌として知られています。母体であるアメリカ科学アカデミーは世界中の研究者のあこがれであり、会員名簿を見るとノーベル賞受賞者が名を連ねています。

つまりＰＮＡＳに論文が掲載されるということは、論文の筆者である研究者にとって、とても名誉なことであり、その論文の価値は高く、もしその内容を否定するのであれば、それなりの事実を重ねて反論しなくてはならないことになります。

この２００５年のＰＮＡＳに掲載されたビタミンＣのがん細胞に対する論文の参考文献や引用文献を見ると、ライナス・ポーリングの名前を見つけることができます。またヒュー・リオルダン（Hugh D. Riordan）という人物の論文も多く見られます。

リオルダンは、ポーリングが発表し、その後に権威あるメイヨークリニックによって完全否定されていたビタミンＣのがん細胞に対する作用を、約30年にわたり研究し続けた医師です。現在、世界中で行なわれている高濃度ビタミンＣの点滴治療の基本となるプロトコルは、リオルダンによって作られたものでした。

リオルダンの施設には、若く優秀な医師や研究者が集まり、ビタミンＣのがんだけでない様々な疾患への作用を研究していました。そんな研究者の数名がＮＩＨやＮＣＩに進み、基礎実験を継続し、先ほど紹介したＰＮＡＳへ論文を発表することになったのです。

ところが、論文が掲載される８カ月前の２００５年１月に、リオルダンは帰らぬ人になってしまいました。ポーリングから受け継ぎ、30年間を費やして研究してきたビタミンＣの効果が、やっと世界で認められることになる、その直前だったのです。なんと無念なことだったでしょう。

２００３年12月、親日家であったリオルダンは、お忍びで来日されました。その情報を知り、数名の医師でリオルダンを招き、最後の日本講演を開くことができました。少数のドクターへのセミナーだったので、リオルダンはリラックスしてとても良い雰囲気で話されていました。

講演はウイットに富み楽しい内容でした。そんな講演で記憶に残っているのは、「人は、すでに知っていると思っていることについて、新たに学ぶことは不可能である」（It is impossible to begin to learn that which one thinks one already knows.）という古代ギリシャの哲学者であるエピクテトス（Epictetus）の言葉を引用していたことです。

リオルダン自身も、すばらしい研究業績を残していたにもかかわらず、権威ある医学会から否定され続けていたオーソモレキュラーのドクターの一人でした。哲学者の言葉の引用は、まさに凝り固まった権威集団への痛烈な皮肉なのですが、リオルダンが話すとユーモアに変わり、笑いながら聞くことができました。

講演のあと、リオルダンに自己紹介をするとき、私は２００３年に東京でオーソモレキュラーの専門クリニックを開設したばかりであることを伝えました。そのときリオルダンは、大きく柔らかい手で握手をしてくださり、もう一方の左手で私の肩を叩きながら、「なんてバカげたことをする若い医者なんだ！」と言ったのです。リオルダンのとてもきれいなグリーンの瞳を見つめながら、彼が「バカげたことをした」私のことを心の底から応援してくれていることを感じました。


リオルダンは、医師、看護師、栄養士などのクリニックに従事するスタッフ、そして患者さんやその家族なども含めて全員のことを「Co-learner」（ともに学ぶ仲間）と表現していました。そのため彼のクリニックでは、常にセミナーが開催され、オーソモレキュラーだけでなく、瞑想やアロマセラピーなど広い分野の勉強会が開催されていました。

私のクリニックにも、最大で50名が入ることができるセミナールームを作ったのは、リオルダンの考え方に影響を受けたためです。

オーソモレキュラーは通常の医学とは異なります。そして、食事やサプリメントを使う治療法ですが、通常の栄養学やサプリメント療法とも異なるのです。つまり、学ぶことがとても重要な要素になる治療法なのです。

日本でのオーソモレキュラー――三石巖、金子雅俊

ライナス・ポーリングが生まれた1901年、日本では三石巖（みついしいわお）が生まれました。三石先生は、東京大学理学部物理学科を卒業した物理学者です。物理学が専門なので、ニュートンがリンゴが木から落ちるのを見て重力の存在を知ったように、この世で起こる現象の背景にある理論や反応を常に探求する姿勢があったのではないかと想像されます。

三石先生は、自分が白内障を患（わずら）い、権威ある眼科医から「近い将来視力を失う」と宣告されたことがきっかけとなり、白内障の病態を理解し、大量のビタミンCと高タンパク食を中心とする栄養アプローチで白内障を克服されたそうです。

そして世界中の文献から得られた情報を、物理学者らしく客観的かつ科学的に評価し、1972年に「人間への挑戦」と題したメガビタミン主義（栄養摂取基準で推奨される量より数倍多くビタミンやミネラルを摂取する方法）を発表。その後、三石理論と呼ばれる高タンパク、メガビタミン療法の基礎を確立されました。

三石先生はポーリングと直接親交があったようですが、自身はオーソモレキュラーという

言葉は使われていなかったようです。私はオーソモレキュラーに出会ったあとに三石理論を知ることになり、当時手に入る三石先生の著書をむさぼるように読みました。医師が書いた本ではないので、従来の医療のカテゴリーや常識にとらわれることなく、科学的な側面から生命現象を「ただ観察する」、そして評価し、具体的な対策を構築する流れに感服しました。

三石理論の中心は、十分なタンパク質代謝の維持と、必要なメガビタミン補充、そして活性酸素対策になります。これらはオーソモレキュラーと共通するものばかりであり、一人の物理学者が晩年から取り組んだ仕事としては、奇跡としかいいようがないと感じています。

オーソモレキュラーの中心人物であるライナス・ポーリングの理論を、直系として日本に紹介したのが、私のオーソモレキュラーの師匠である金子雅俊先生です。

金子先生は、医薬品関連企業に勤務していた1970年代にアメリカへ渡り、その当時に行なわれていた最先端の医療について情報収集されました。

特にがんの治療分野では、抗がん剤による化学療法のトップレベルの研究者と人間関係を作りました。仕事以外での付き合い、特にゴルフをともにすることによって、世界一流の研究者の本音を聞くことができたそうです。

彼らが仕事場から離れて交わす本音トークでは、「これからは栄養だ！」「万能な抗がん剤は作れない」などという内容で、非常に驚いたそうです。そのような一流研究者たちの本音の会話の中から、金子先生は初めてオーソモレキュラー療法に出会い、ポーリング研究所を訪れ、ポーリングから直接指導を受けることになります。

この時期のオーソモレキュラーは、熱意ある創生期のメンバーが中心になり、多くの病態の治療にたいして基本となるプロトコルを作っていたころでした。金子先生は、そのような基本的なプロトコルを持ち帰り、日本で応用し、多くの改善症例を重ねました。

特に、鉄代謝における血清フェリチン値の評価と解析、進行がんの患者さんへのオーソモレキュラー療法による生存期間の延長などは、臨床試験としての統計解析に基づく結果として報告されています。

日本でのオーソモレキュラーの最も大きな特徴は、血液検査データから詳細な栄養状態を評価する方法を確立したことです。この血液検査データの評価方法は、２００３年11月に私が責任編集者となり、内科系の医学誌である『治療』（南山堂）で特集が組まれ、日本の内科医に紹介されました。その後は徐々に広がり、最近では多方面で応用されています。

ところが、オーソモレキュラーの本家であるアメリカやカナダでは、日本式血液データの評価方法は知られていません。

２０１７年、カナダのトロントで行なわれたＩＳＯＭ（国際オーソモレキュラー医学会）から招待を受けたとき、この方法をプレゼンテーションしました。海外の多くのドクターからとても評価され、英文で発表することを強く勧められています。

２０１８年には、元杏林大学教授である柳澤厚生先生が会長を務めていることから、東京でＩＳＯＭが開催されることになりました。ＩＳＯＭがアジアで開催されるのは初めてのことであり、日本だけでなくアジアの医師をはじめ多くの方々がオーソモレキュラーを知る機会となります。

オーソモレキュラーの現在と未来

１９６０年代にホッファーとポーリングによって基礎的理論が確立されたオーソモレキュラーは、精神疾患領域で多大な効果を上げることになります。その後、がんの治療分野でも応用され注目を集めることになります。

ポーリングの「風邪とビタミンＣ」に関する書物が出版されたこともあり、アメリカでは多くの国民がサプリメントを日常で使うようになり、第一次サプリメントブームと呼べるような状況になりました。そのような状況に危機感を募らせたアメリカ政府は、国の予算を使い、サプリメントの健康被害について調査しました。

すると、サプリメントを日常的に摂取している人のほうが病気にかかりにくく、医療費も使わないことなどがわかったのです。その結果から、アメリカでは国家レベルで、栄養と健康に関する調査が行なわれました。

こうした背景の中、1977年、アメリカ上院議会にて、「栄養と心の健康」の関連性について、精神科医の立場から、精神状態と栄養は深く関係していることを証言したのが、マイケル・レッサー博士です【写真2】。

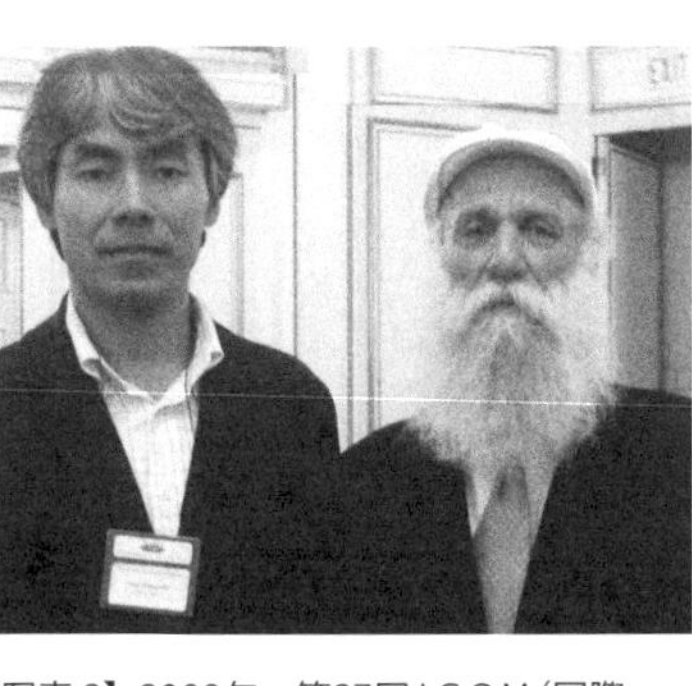

【写真2】2008年、第37回ISOM（国際オーソモレキュラー医学会）にて、マイケル・レッサー先生と

レッサー先生は、「私たちが気付こうと気付いてなかろうと、栄養は私たちすべてに影響する。信じられない考えと思われるかもしれないが、正しい栄養は抑うつと良い気分、健全と不健全、さらには自己統制と衝動的行動という違いさえ、意味する可能性がある」と書かれています（『栄養・ビタミン療法』ブレーン出版）。

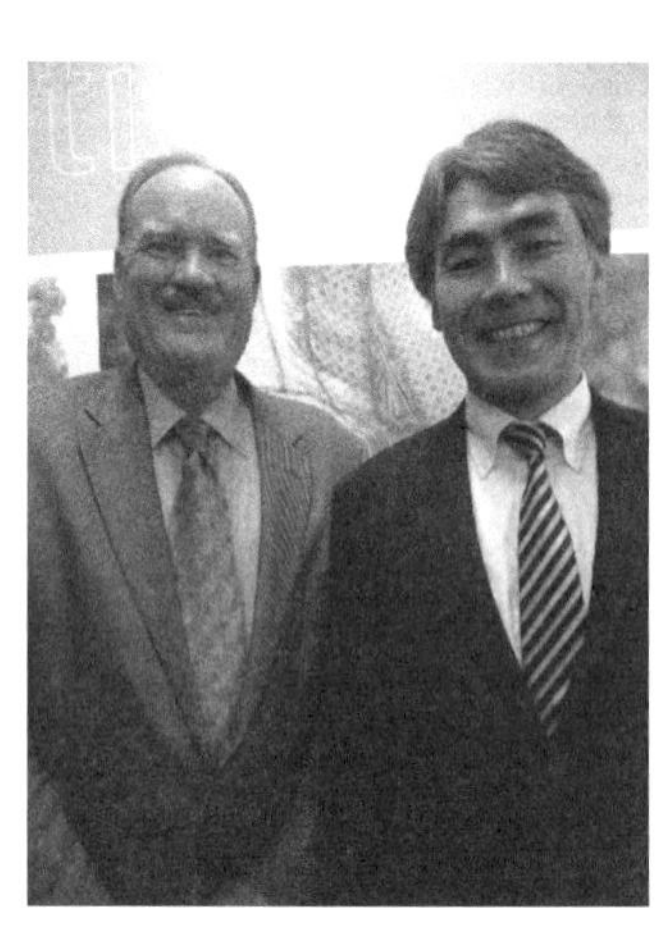
【写真3】ジェフリー・ブランド博士と（米国のサプリメントメーカー、Metagenics社本社にて）

ポーリングを中心に集まったオーソモレキュラーのメンバーは、医師だけではありませんでした。歯科医師、栄養士、生化学者など、多くの分野の専門家が、人の身体の仕組みについて研究し、広がっていきました。

なかでも、歩く百科事典とも呼ばれるジェフリー・ブランド博士が中心となり確立されたのが、「機能性医学（functional medicine)」です。機能性医学は、食事と栄養だけでなく、遺伝的素因やライフスタイルまでを理論に含め、さらに消化管の機能をも重視する考え方で、オーソモレキュラーの発展型ということができると思います【写真3】。ここ数年注目されている、腸内細菌とアレルギー、腸内細菌とメタボリックシンドロームの関係などは、機能性医学の考え方そのものであり、これからの慢性疾患の病態の把握と治療に多大な影響を与えるものであると確信します。

これらは全て、通常の医療のような化学合成の薬剤を用いる方法ではなく、腸内細菌を含め、「もともと身体に備わっていた分子を整える」というオーソモレキュラーの考え方が基本になっているものです。

今後はこうした流れの中で、身体に優しく、ヒト本来の自然治癒力を最大限に利用する新しい医学が展開されることになるでしょう【写真4】。

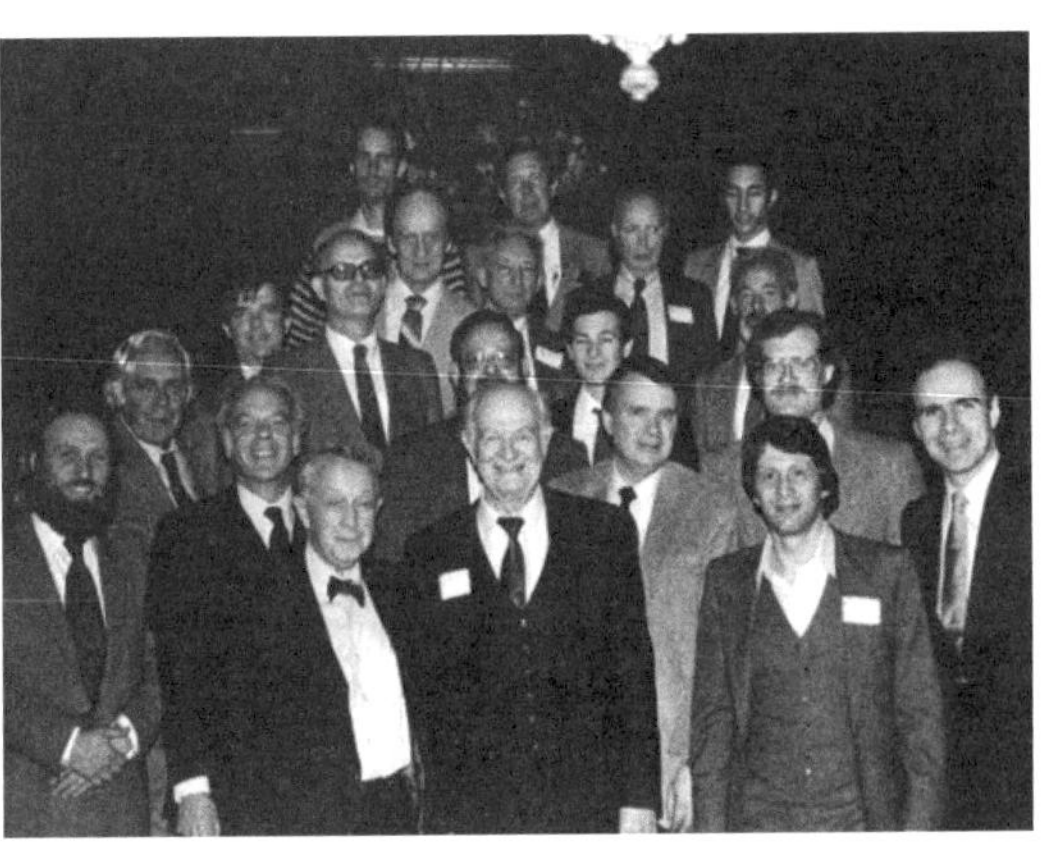

【写真 4】ライナス・ポーリング博士（前列中央）を囲んだ記念写真。若き日のマイケル・レッサー（前列左端）、ジェフリー・ブランド（2列目右から2人目）など、錚々たるメンバーが集まっている。

＊1 *Science.* 1968 Apr 19;160(3825):265-71. Orthomolecular psychiatry. Varying the concentrations of substances normally present in the human body may control mental disease.Pauling L.

＊2 Pharmacologic ascorbic acid concentrations selectively kill cancer cells: Action as a pro-drug to deliver hydrogen peroxide to tissues *PNAS* | September 20, 2005 | vol. 102 | no. 38 | 13604-13609

第2章　オーソモレキュラーの考え方

（1）至適量の栄養素を摂る

オーソモレキュラーとサプリメント

オーソモレキュラー療法では、病気を改善させるために必要な栄養素を「至適量」補充することが基本になります。

この至適量は、食事だけで達成することが困難であることが多く、サプリメントを用いることになります。オーソモレキュラー療法の効果を十分に得るためのツールとして、サプリメントは大変重要な要素なのです。

オーソモレキュラーの創生期には、治療として十分に効果が得られるサプリメントがありませんでした。そのため、オーソモレキュラーに関わる医師や専門家たちが集まり、いかに品質が良く、効果を十分に得られるような治療用のサプリメントを製造するかについて、ディスカッションしていたといいます。

たとえば、水溶性のビタミンの場合、食材から抽出する過程で、水を使って洗浄する工程が多くなると、多くの有効成分が水に溶け出してしまいます。また、粒状になった成分を他の成分と均一に混合するためにも、水を使ってしまっては問題が生じます。

そのため、これらの問題を解決するために、抽出や混合攪拌（かくはん）などの過程で、水ではなくエタノールを使うことにしたのです。ちなみに、エタノールを使うと、水と比較してはるかに高額になり、引火性もあることから扱いも煩雑（はんざつ）になるため、エタノールを製造過程に組み込んでいる工場は、日本国内では現在でも数カ所です。

また海外では、厳しい工場の規格基準が決められており、最も厳しいいくつかの国際基準を全て満たしているサプリメントメーカーは数少ないのが現状です。

しかし、エタノールの利用にしても工場の規格にしても、サプリメントに記載されている含有量の数値などからは判断することができません。

そのためアメリカでは、医療用として使用するサプリメントと一般向けのサプリメントは明確に区別されており、海外の学会で高い評価を得ている医療用専門のサプリメントブランドは、インターネットなどでは購入できないシステムを採用しています。

サプリメントの質がなぜ大切か

数年前になりますが、自分たちが治療に使っているアメリカのサプリメントメーカーの工場を見学に行ったことがあります。自然がいっぱいの森の中に、いくつかの施設がゆったりと作られていました。驚いたことに、そのサプリメント工場には、巨大な研究所と雰囲気の良いクリニックが併設されていました。どちらかというと、研究所にクリニックと工場が併設されているという印象です。

研究所には、その年に発表された研究員の論文が所狭し(ところせま)と貼られており、彼らは大学の研究所以上の設備をもって、素材や配合などについて研究していたのです。併設されていたクリニックの院長と食事をする機会があったのですが、彼もオーソモレキュラー療法に魅せられたドクターの一人でした。

オーソモレキュラー療法がこれだけ確かな効果を示し、多くの患者さんの改善に貢献する治療法として認知されるようになった背景には、創生期から関わる医師や専門家たちの、サプリメントの製造や開発にかける情熱があったからだと思うのです。

いまではインターネットを通じて、様々な情報を得ることができ、サプリメントも同様に手軽に入手することが可能になっています。しかし、もし正しい情報が提供され、その通りの量に相当する栄養素のサプリメントを用いて補充したにもかかわらず、十分な効果が得られないときには、選択したサプリメントの質が低いことが原因として考えられるのです。

創業当時は熱心に研究開発に取り組み、治療用のサプリメントとして高い評価が得られたあるアメリカのサプリメントメーカーがあります。その会社はその後、大手資本が注目し、買収されてしまいました。

その後も治療用のサプリメントとして一般へも販売しているのですが、実際に輸入して治療に使用してみたところ、表示通りの栄養素の種類と量から予想される効果が得られませんでした。

そのため、食品分析センターへそのサプリメントの分析を依頼してみたところ、表示されていた中心となる栄養素は「検出しなかった」という報告書が戻ってきたのです。

この結果を見たときには驚き、目を疑いましたが、同時に、治療効果が得られない理由がはっきりとして、少しホッとした気分であったことを覚えています。

また日本国内では、あるメーカーが、医師などの専門家を無料で招待し、豪華なホールでお土産付きの講演会を開催しました。その際に、メーカーの方が「これからは医療用として先生方の使用に耐え得る効果の確かなサプリメントをラインナップします！」と表明されたことがありました。

この言葉を聞いたときには、「それではいままでのサプリは、いったいなんだったのだろう……」と素朴な疑問を禁じ得なかったものです。


ビタミンC、D、E……効果のあるサプリには理由がある

オーソモレキュラーで用いるサプリメントは、できるだけ自然に近い形であることが望ましいという基本的な考え方があります。

目的とする栄養素が、食材ではどのような形で含まれているのか。また、複数の栄養素が同じ食材に含まれている場合、それらはどうして同時に含まれているのか……。

これらのことを理解すると、効果がある物質だけを単独で取り出したものや、化学的に合成された物質と、自然に近い形のものとの違いを理解することができると思います。

たとえばビタミンCです。

ビタミンCは、レモンなどの柑橘類をはじめとする多くの食材に含まれていますが、自然界では、ビタミンCを含む食材の多くは、同時にビタミンPを含んでいます。

ビタミンPとは、あまり聞き慣れないビタミンですが、血管の透過性の調節に深く関係していることが知られています。ビタミンCの欠乏である壊血病では、皮下出血などの血管のトラブルが初期に起こる変化であることなどを考えると、自然の食材にビタミンCとPが混在している意味を想像することができます。

また、ビタミンEに関しても、その特性を知っておく必要があります。

一般的にはビタミンEといえば、α（アルファ）-トコフェロールのことをいいます。それは天然に存在するビタミンEの同族体の中でα-トコフェロールが最も活性が高いことが理由です。

同族体とは、同じような形で同じような作用を示す仲間のようなもので、天然に存在するビタミンEには、トコフェロールとトコトリエノールがあります。それぞれα、β（ベータ）、γ（ガンマ）、

δ(デルタ)の4種類があるので、本来の天然のビタミンEとは、合計で8種類がまとまったものになります。

数年前に、ビタミンEを摂取すると骨粗鬆症になるという動物実験の結果が報告され、NHKをはじめとする多くのメディアで取り上げられ話題になりました。この実験もα-トコフェロールだけを動物に与えたために起こった変化でした。

α-トコフェロールは、単独では古い骨を壊す作用があるため、そのような結果になったのですが、天然に存在する他のビタミンE同族体は、新しい骨が作られることを刺激する作用があるのです。

つまり天然のビタミンEは、仲間(同族体)で協力して、古い骨を壊し、新しい骨を作るという、骨の新陳代謝を刺激することが本来の作用なのですが、単独に抽出されたα-トコフェロールだけを摂取したため、骨粗鬆症になってしまったということなのです。

栄養素に関係するネガティブデータは、このようなからくりがあることが多いため、鵜呑(うの)みにできないのです。オーソモレキュラーで用いるサプリメントは、可能な限り天然に存在する形に近いものを用いるため、ビタミンEは、少なくとも4種類のトコフェロールが含まれているものが選択されています。

近年注目されている栄養素に、ビタミンDがあります。ビタミンDは、丈夫な骨を作るために必須の栄養素であり、カルシウム代謝に関係していることは古くから知られていました。多くの人が十分量のビタミンDを貯蔵していないことがわかり、サプリメントとしての人気が高いものです。

通常のビタミンDのサプリメントは、羊毛に紫外線を照射することによって生成されたビタミンDを抽出して作られたものです。もともと捨てられるような羊毛を材料に作られたものなので、原材料費がとても安くすみ、大量生産も可能です。

ところが私たち人間が摂取してきたビタミンDとしては、魚の内臓が重要な供給源となります。戦後の子どもたちに配給された肝油ドロップは、タラやブリなどの魚の肝油が材料で、ビタミンAやビタミンDが多く含まれていました。つまり、ヒトのビタミンDの供給源は魚の内臓だったのです。

オーソモレキュラー療法で使われるビタミンDの原材料には、精製魚油と書かれていますが、それは厳しく管理され、精製されたタラの肝油が含まれていることを示します。

このようにオーソモレキュラーでは、使用するサプリメントはできるだけヒト本来の供給源に近いものを原材料として選択することを大切にしています。

（2）食べ物が自分を作る

あなたは食べてきた食べ物そのものである

オーソモレキュラーは、あくまでも人についての医学であり科学です。そしてオーソモレキュラーの考え方を日々の生活に導入することは、健康である方はより健康に、医者にかかるほどではないが不調を感じる方は快適な生活が可能に、そしてすでに医療機関で投薬などの治療を行なっている方は、減薬や通院が不要になることにつながる可能性を持つのです。

オーソモレキュラーの考え方を表す言葉として、「You are what you eat.」という西洋のことわざがあります。これは、「あなたは、あなたが食べてきた食べ物そのものである」とか「あなたの健康は食べ物次第である」などと訳されます。約３kgの体重でこの世に生を受け、その後自分が食べてきたものによって、いまの自分が作られているのです。

このことは全員に共通することであり、誰も否定することができない真理です。そしてそれと同じくらい同様に、「未来の自分は食べ物（栄養）で変えることができる」ということも、実は誰も否定することができない事実なのです。この絶対的で普遍的な真理が、オーソモレキュラーの根底にある考え方であると思います。

自分の意志で自分を変えたYくん（10歳）

ここで、つい先日の外来での様子を紹介しましょう。きっとオーソモレキュラーの可能性を感じてくれる経過だと思います。

Yくんは10歳の男の子です。小学校2年生の後半から友達とのトラブルが頻発するようになり、授業中おちついて座っていられないなど多動性も見られるようになりました。

小学3年生の夏休み以降は、ほとんど学校へ行くことができなくなりました。家にいる時間も増え、給食の代わりに家では好きなものばかりを食べるようになったため、体重が急激に増えました。

学校に行きたくても行けない。友達と仲良くすることができない。テストの点数も下がり、Yくんの口からは、「僕はダメなんだ……」「どうせ何をやっても無理だ……」という言葉や、ときには「自分なんか死んでしまいたい」などという言葉もたびたび聞かれるようになりました。スクールカウンセラーからは、ＡＤＨＤの疑いがあるということで、小児精神科の受診を勧められたのですが、投薬治療に抵抗を感じるご両親は、オーソモレキュラー療法を知り、私のクリニックに連れてきてくれました。

血液検査の結果は、かなりの肥満傾向であったにもかかわらず、多くの栄養の不足を示す内容でした。

私は、血液検査の結果は、たとえお子さんであっても、できるだけ本人に詳しく説明することにしています。Ｙくんにも、少し難しいことも説明しました。

コレステロール値が低く、脳のトラブルが起こりやすい状態であること。普通は貧血とはいわれない数字だけれど、実際には鉄の不足がとても重度で、疲れやすかったり、爪がもろくなっていることの原因であること。そしてビタミンＢ群が不足しているため、音や光に敏感になり、眠りも不安定になること。さらに、甘いものや血糖値を急激に上げるタイプの糖質を摂取すると、その後に反動で血糖値が下がり、その時間にイライラしやすくなり喧嘩（けんか）になってしまう可能性があることまでも説明しました。

そして発達障害系のお子さんのトラブルに共通する原因となる、小麦と乳製品を除去する「グルテンフリー・カゼインフリー（ＧＦＣＦ）」の食事方法と、赤身のお肉や新鮮な青身魚が良い食べ物であることなどを指導しました。サプリメントはビタミンB群、ナイアシン、ヘム鉄、特殊なＤＨＡなどを摂取してもらったのです。

このような食事の変更と、サプリメントの摂取を開始してから３カ月が経過したころ、お母さんが来院して経過を報告してくれました。

お母さんの第一声は、「Ｙが『学校へ行く』って言い出して、行き始めました！」でした。

その言葉を聞いたとき、お母さんは耳を疑ったそうです。すぐに学校へ連絡。学校側は、いきなり大勢の友達がいるクラスの授業では大変だろうという配慮で、午後の時間帯に保健室登校から始めることを提案してくれたのでした。はじめはお母さんと一緒に保健室までの登校を希望していたＹくんも、最近は一人で登校しているそうです。

お母さんが、「どうして学校へ行くことにしたの？」と尋ねたところ、「大人になったら会社で働きたいから」「将来、人の役に立ちたい」と答えたとのこと。そんな息子を見て、驚くとともに感動で涙があふれたそうです。

さらに、あれほど好きだったスナック菓子も、スーパーの売り場では立ち止まって欲しそうにしていても、一回も買ってほしいとカートに入れたことがないそうです。

そんなお母さんからの報告は、私の涙腺を一気に緩めました。あの、無表情で検査結果を聞いていたＹくんが、お母さんに言われることなく、がんばって好きなものを我慢して、とても怖いはずの学校へ行くことを選択したのですから。

オーソモレキュラーは、もともと精神医学の分野から始まりました。オーソモレキュラーに取り組んでもらうと、身体が元気になるだけでなく、考え方が良いほうへ変化することを経験します。３カ月前のＹくんは、食べ物を選択し、サプリメントも併用することで、未来の自分を変えたことが明確です。

食べ物と病気の大いなる関係——大規模調査から見る

食べ物と疾患の関係について、ここで大規模な調査を紹介して、オーソモレキュラー的に考察してみましょう。

一つめの調査は、１９７０年代にデンマークのダイアベルグ博士らが、グリーンランドのイヌイットの人々と、同じ程度の緯度に生活しているデンマーク人との疾病の違いについて比較した研究です（＊3）。

その当時のイヌイットは、食材の保存などができなかったため、野菜はほとんど食べず、アザラシやシロクマの肉を主食にしていました。そのように偏（かたよ）った食生活にもかかわらず、

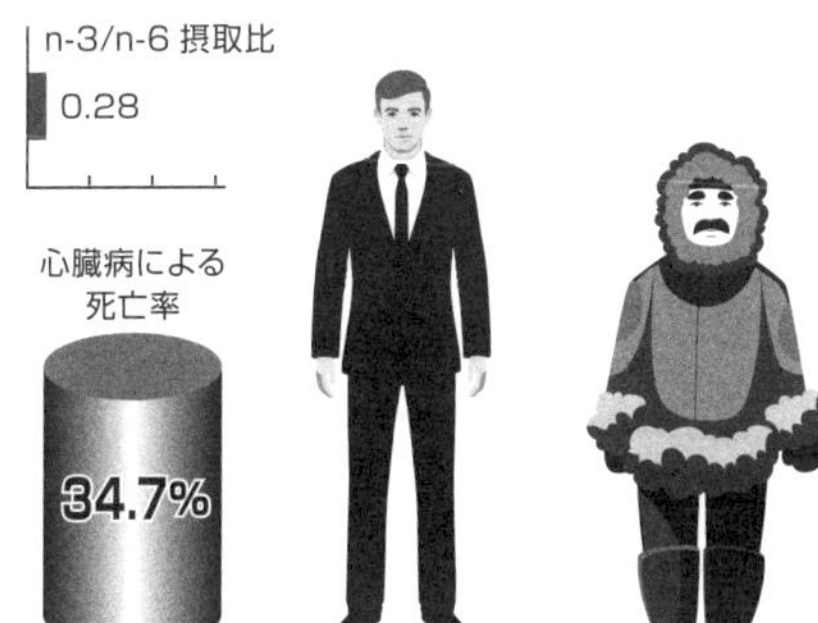

【資料2－1】白人（デンマーク人）とイヌイットの摂取脂肪酸組成と心血管疾患リスクの比較

心筋梗塞での死亡率がとても低く、がんやアレルギー疾患なども少ないことが知られていました。

一方、同程度の緯度に位置するため自然環境は似ていても、暖房もあり、食材の保存も可能であったデンマークの人々は、野菜をイヌイットよりも多く食べ、タンパク質は牛や豚、羊など、多種類の肉から摂取していました。

総摂取カロリーは、イヌイットとデンマーク人では大きな差はなく、脂質からの摂取カロリーも同程度でした。

ところが、デンマーク人は、心筋梗塞による死亡率が高く、脳梗塞、がん、アレルギー疾患なども、イヌイットと比較して多く罹患（りかん）

していたのです【資料2-1】。

イヌイットとデンマーク人は同程度の脂質を摂取していたにもかかわらず、疾患への罹患率が大きく異なっていたのは、摂取していた脂質に含まれる脂肪酸の割合に差があったためでした。

イヌイットの血液中の脂肪酸には、デンマーク人と比較してEPA(エイコサペンタエン酸)がとても多く含まれていました。一年を通じて海が凍っているため魚は捕れず、アザラシやシロクマの肉が主食であったにもかかわらず、イヌイットの血液中には、魚油に多く含まれるEPAが豊富だったのです。その理由は単純で、アザラシやシロクマの餌(えさ)はほぼ魚だったからです。

もう一つの興味深い研究を紹介しましょう。それは1970年代にフィンランドのヘルシンキでビジネスマンを対象に行なわれた、食事指導による心疾患での死亡率の変化を観察した研究です(*4)。

北欧のフィンランドでは、心筋梗塞などの心血管障害が大きな問題となっていました。血液中のコレステロールが動脈硬化の原因だと考えられていたため、予防のために、動物性脂肪やコレステロールの摂取を減らし、植物性油の摂取を増やす指導を行ないました。

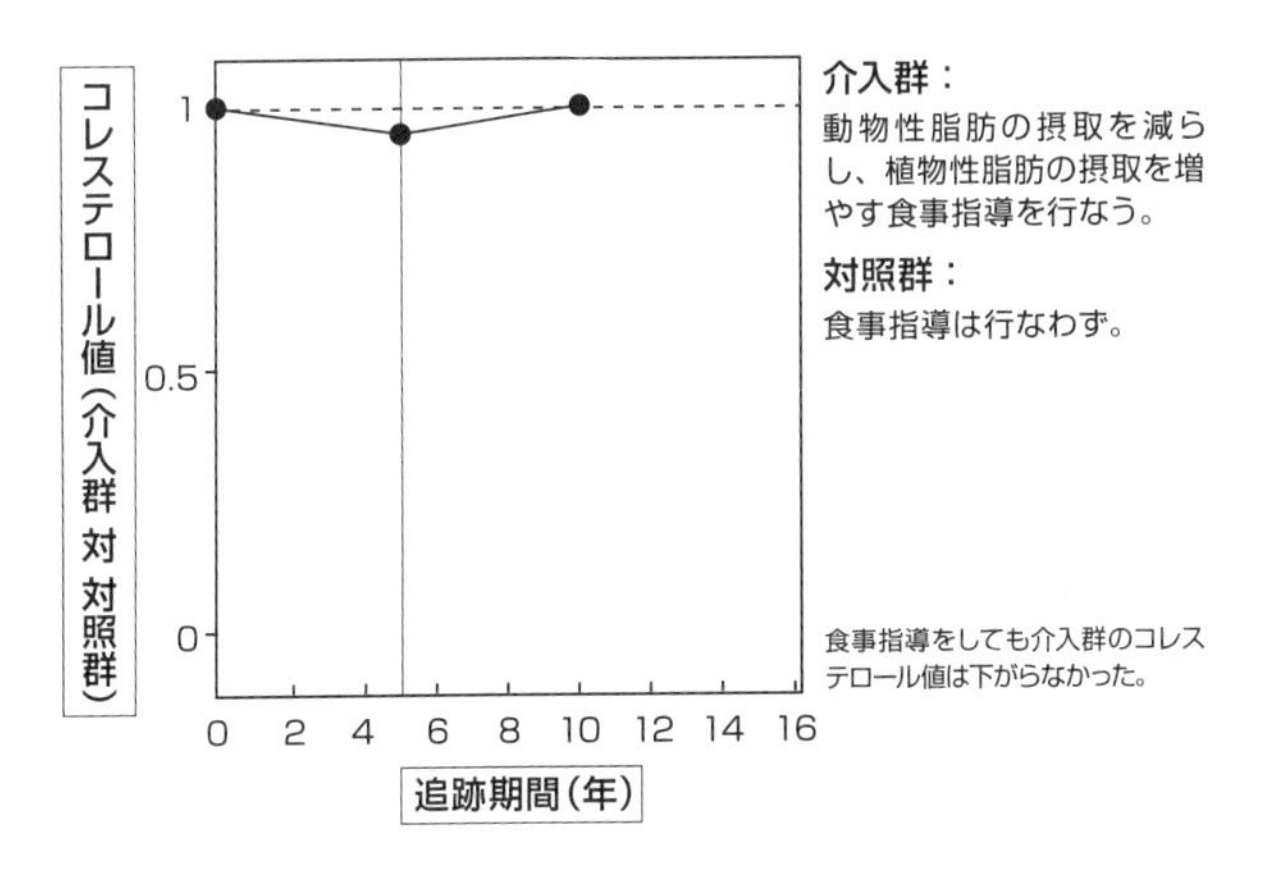

【資料2－2】栄養指導による心疾患予防の長期介入試験（ヘルシンキ）におけるコレステロール値の推移（数字は対照群の値に対する介入群の値の比率）

この研究は、精度を上げるために、食事指導を行なった介入群のビジネスマンと、食事指導を行なわなかった対照群にグループ分けを行ない、10年以上の長期間にわたり観察しました。

その結果です。介入群では、コレステロール値を下げることを目的に、卵を控え、コレステロール摂取と動物性脂肪の摂取を控えたにもかかわらず、介入群と対照群では、コレステロール値に変化はありませんでした【資料2－2】。

そしてさらに観察を継続すると、10年の追跡期間を過ぎたころから、心疾患による死亡率に顕著な差が生じ、食事指導が行なわれた介入群のほうで心疾患死亡率が増えてしまっ

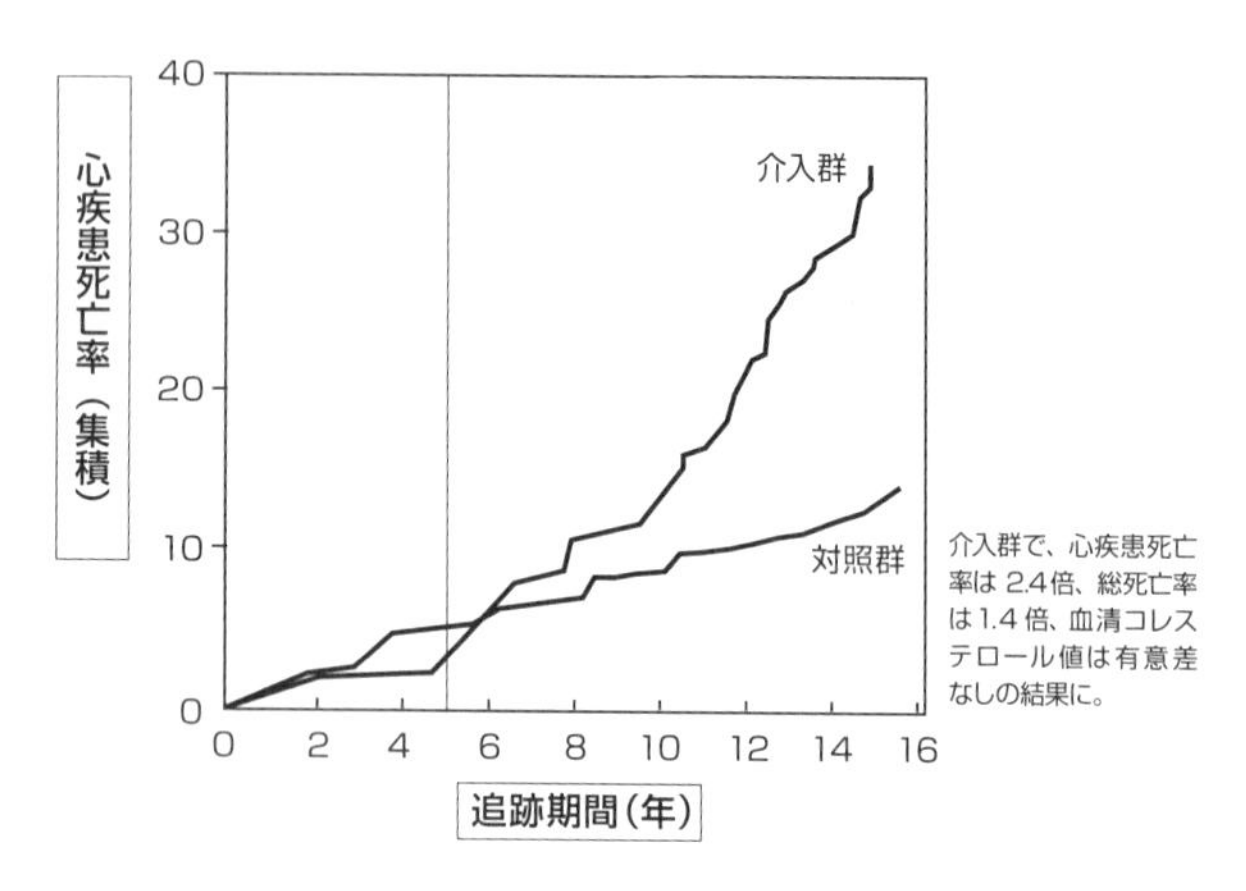

【資料2－3】栄養指導による心疾患予防の長期介入試験（ヘルシンキ）における心疾患による死亡率の推移

たのです【資料2-3】。さらに観察を続けると、その差は大きくなってしまったため、研究は15年で打ち切られてしまいました。

血中の脂肪酸の比率は意図的に変えられる

１９７０年代のイヌイットは、ＥＰＡを多く含むアザラシやシロクマの肉を主食としていたため、血液中のＥＰＡ含有率がデンマーク人よりもはるかに高く、心血管障害だけでなく、がんやアレルギーが少ない状況でした。

一方、食事指導を受けた介入群のヘルシンキビジネスマンは、その食事指導によって植物性油の摂取量が増えることになりました。

一般的に植物性油を増やす指導をしたときには、大豆油やコーン油など、いわゆるサラダ油といわれるリノール酸を主成分とした脂質の摂取量が増えることになります。つまり介入群の血中にはリノール酸が増えることになり、その結果として10年を過ぎた期間から、心疾患死亡が急増することになりました。

ＥＰＡは人の身体にとって必須脂肪酸の一つで、ｎ‐３系に属するもので、リノール酸は同様に必須脂肪酸で、ｎ‐６系に属するものになります。つまりイヌイットは、血液中のｎ‐３／ｎ‐６比（ｎ‐３の数字をｎ‐６の数字で割った値）が高く、デンマーク人は低かったのです。

さらに、ヘルシンキのビジネスマンのうち、食事指導をされた介入群も、ｎ‐３／ｎ‐６比が低くなってしまったのです。

ｎ‐３系の必須脂肪酸の有効性が理解されるようになった現代では、ｎ‐６系脂肪酸の代表であるリノール酸の摂取を勧めることは少なくなり、ｎ‐３系の脂肪酸を多く含むエゴマ油や亜麻仁（あまに）油などを手軽に購入できるようになりました。

日ごろ使用する油脂で、リノール酸をできるだけ減らし、亜麻仁油やエゴマ油などを増やすことによって、イヌイットだけでなく私たちも、血液中の脂肪酸のｎ‐３／ｎ‐６比を意図的に変えることが可能になります。

その結果、心血管の病気を減らし、脳梗塞、アレルギー疾患やがんまでも予防できる可能性があるのです。

これまでの栄養学、特に脂肪の常識は見直すべき

2017年8月、『ランセット』という権威ある科学系雑誌の電子版に、「健康な食事とは?」という命題に終止符を打つような、衝撃的な内容の論文が発表されました(*5)。

この研究では、一般的に考えられているのとは反対に、脂肪エネルギー比が35%ほどという、脂質の摂取割合の高い人は、摂取割合の低めの人に比べて死亡リスクが低くなり、糖質の摂取割合が高い(エネルギー比で60%以上)人は、心血管疾患のリスクが高くないにもかかわらず、死亡率が高かったという内容でした。

つまり、厚生労働省による2015年度の最新指針(日本人の食事摂取基準:炭水化物50~65%、タンパク質は成人で50~60g、脂質20~30%)は「日本人の死亡率を上げる内容である」ということができます。

さらにこの報告では、従来健康に良いと考えられている野菜、果物、豆類についても、従来の推奨量よりも少なくて十分であるという結論です。

この研究は、世界中の計18カ国で、低・中・高収入の13万5０００人を、平均７年半追跡調査した、ＰＵＲＥと名付けられた疫学調査のデータを用いた解析によるもので、なんといっても『ランセット』という権威ある雑誌に掲載されているインパクトがあるものです。

この研究では、脂質については、総摂取カロリーや摂取カロリー（％）だけでなく、性質が異なる脂肪酸を分けて検討しています。

その結果、摂取カロリーの増加や飽和脂肪酸の摂取増によっても、主要な心血管疾患との関連は見いだされないだけでなく、脂肪摂取量の多さは死亡率の「低さ」と関係していたことを示しています。

これは、主なタイプの脂肪（飽和脂肪・多価不飽和脂肪・一価不飽和脂肪）全てに見られ、さらに飽和脂肪は、脳卒中リスクの「低さ」との関連もあったというものでした。

この論文の筆頭著者のデグハン氏は「脂肪摂取量の減少は、自動的に炭水化物摂取量の増加につながります。そして私たちの発見は、脂肪摂取量が少ないものの炭水化物摂取量の多い南アジアにおけるある種の集団の死亡率の高さを説明するものとなるかもしれません」「米国の食事ガイドラインは何十年ものあいだ、脂肪エネルギー比を30％以下にし、飽和脂肪は10％以下にすることに重点を置いてきた。これは、飽和脂肪を減らせば心血管疾患のリスクを下げるはずだという考え方に基づくものだが、食生活で飽和脂肪をどう置き換えるかについては考慮されていなかった」などと述べており、各国が従来のガイドラインを見直す必要があることを指摘しています。

糖質制限はオーソモレキュラーでは必須のアプローチ

オーソモレキュラーを多くの患者さんへ応用すると、従来の食事ではなかなか改善が得られません。糖質60％の食事では、必要なタンパク質量や必須脂肪酸量が満たされず、炎症やアレルギーを自らの力で抑えることができないからです。

さらに糖質摂取後の血糖値スパイクと、その後の血糖値の急低下による自律神経の乱れは、糖尿病などの生活習慣病だけでなく、パニックやうつなどの精神症状にも深く関係しています。

そろそろ国民の健康に責任を持つ厚生労働省も、食事に関して正しい指導に舵（かじ）を取るべき時期であると感じています。

糖尿病の治療から始まった糖質制限食は、ケトン体（ブドウ糖が枯渇（こかつ）した状態のときに肝臓で脂肪酸から作られる物質）が持つ様々な有益な作用を再確認するきっかけになりました。

特に我が国では、産婦人科医である宗田哲男医師が、著書『ケトン体が人類を救う――糖質制限でなぜ健康になるのか』（光文社新書）によって、胎児や乳児はエネルギー源として主にケトン体を利用していることを示しました。さらに宗田先生は2016年3月には『Glycative Stress Research』という英文雑誌に論文「Ketone body elevation in placenta, umbilical cord, newborn and mother in normal delivery」（正常分娩における母体・胎盤・臍帯血・新生児系のケトン体濃度上昇）（＊6）を発表しました。

この論文では、胎盤組織内のケトン体濃度は、通常の成人における血中濃度の20～30倍の濃度であり、臍帯血中の約3倍であること、さらに血糖値については、胎盤組織内と臍帯血では差がないことを示しています。これらの事実は、胎児は子宮内では、脳を含めた全ての成長や活動のエネルギー源としてケトン体を利用していることを示唆し、ブドウ糖はほとんど利用していないことを示しました。

宗田先生は、他施設で妊娠糖尿病と診断されてインスリンの注射によって管理されている妊婦さんや、妊娠糖尿病の程度が強く中絶を勧められた患者さんなどを自院に受け入れ、糖質制限食を中心とした食事療法を実践し、インスリンを注射することなく妊婦さんの体重や胎児の体重を標準に保ちながら、安全に自然分娩させています。

自分のクリニックにて24時間対応できるように体制を作り、さらに糖質制限食の有用性などについて、日本産科婦人科学会だけでなく、日本糖尿病学会を含めた多くの医師向けの講演を行ない、さらには一般向けの講演やセミナー、書籍の執筆などもされており、そのバイタリティーには本当に頭が下がります。あのようにパワフルに活動できるのも、糖質制限食を実践し、高いケトン体濃度を維持しているからこそと感じています。

宗田先生の論文で記された内容は、世界で初めての発見であり、報告になります。特に英文での発表は、世界中の多くの医師に知られる機会となり、大きな功績であると思います。

オーソモレキュラーの分野では、糖質制限食による血糖値の安定は、自律神経症状の改善のためには必須のアプローチであり、さらに、ケトン体優位のエネルギー代謝へ移行することは、がん、うつや統合失調症、不安障害など、多くの精神疾患の治療、さらにニキビやアトピー性皮膚炎などの皮膚疾患の治療などでも応用される、重要な食事方法となりました。

最近まで、血液中のケトン体濃度が上昇する状態は危険だと考えられてきたのですが、これらの重要な発見と臨床のすばらしい結果によって、ケトン体濃度が上昇する「ケトーシス」と、血液が酸性に傾いてしまい治療が必要な「ケトアシドーシス」とは異なる状態であることが、ようやく医師のあいだでも理解され始めました。

くどくどと繰り返したのですが、オーソモレキュラーでは、食材に含まれるアミノ酸組成、脂肪酸組成、ビタミン、ミネラルという構成分子の量やバランスに注目します。タンパク質を動物性タンパクと植物性タンパクに分けて議論することは無意味であり、ましてや豚や牛などのけものの脂肪は身体に悪い……などという、概念的で感覚に訴えるような表現を、人の身体の専門家である医師がすることには疑問すら感じます。

＊3　Dyerberg J, et al. *The Lancet* 1978;2:117-9
＊4　Strandberg TE et al, *JAMA*.266:1225-1229,1991
＊5　Fruit, vegetable, and legume intake, and cardiovascular disease and deaths in 18 countries (PURE): a prospective cohort study Published: 29 August 2017 *The Lancet* 電子版
＊6　*Glycative Stress Research* 2016; 3 (3): 133-140

第3章　オーソモレキュラーの実際――症例から学ぶ

この章では、様々な不調や疾患について、当院での症例と、オーソモレキュラー療法による改善の様子をご紹介いたします。

オーソモレキュラーによる治療が、実際にどのように行なわれているのかを理解していただけたらと思います。

【症例1】Sさん／39歳・女性：うつ、不安障害

産後ひどくなった不安症状、疲労感、免疫力の低下

Sさんは、もともと精神的にこまやかで、ちょっとしたことで不安感を感じたりしていました。23歳ごろから不安症状が強くなり、日常生活で困るようになったのですが、精神科などを受診することに抵抗があり、心理療法の一つである森田療法を独学で学び、精神症状を克服されました。

ところが、出産を経験し35歳を過ぎたころから疲労感が強くなり、朝起きることができず、塩辛いものが食べたくなったり、月経前には食欲や精神的な変化を強く感じるようになりました。

そのころから、以前自覚していた不安感が再燃するようになり、不安症状が強くなると、下痢症状や、頻繁に尿意を感じるような身体の症状もともなうようになりました。子育てや

家事などの日常生活にもつらさを感じるようになります。さらに風邪もひきやすくなり、カンジダ膣炎も起こるようになりました。

もしこのとき、Sさんが心療内科や精神科を受診していたら、間違いなくうつ病や不安障害などと診断されていたでしょう。精神科領域では、患者さんが訴える様々な症状から、診断基準が設けられ、病名が付けられます。

最近では、うつ症状はあまり強くなく、身体の症状を強く訴える場合には、身体表現性障害とか仮面うつ病など、わけのわからない病名が付けられてしまうことがあります。そしてどのような病名が付いたにしても、うつ症状には抗うつ剤が、睡眠のトラブルには睡眠薬が、そして不安症状には抗不安薬が処方され、投薬治療が始まるのです。

Sさんは森田療法という精神療法で精神症状を改善させた経験があります。そしてご自身で、産後の様々な症状は、基本的に身体のトラブルから生じているものであると確信され、インターネットなどを通じて情報を収集されました。

その結果、自分の様々な症状は、副腎疲労（ふくじんひろう）が原因である可能性に行きつき、2015年9月に当クリニックを受診されました。

副腎疲労とは、主に長期間のストレスなどが原因で副腎の働きが悪くなる状態のことで、ホルモンの分泌が悪くなることによりストレスに対処できなくなり、慢性疲労やうつなどの症状が出ます。

副腎は、身体にとってとても重要なホルモンを分泌している臓器です。

副腎のうち副腎皮質からは、ストレスや炎症などに対抗したり血糖値の調節に関与する糖質コルチコイドや、血圧の維持やミネラルの調節をしている鉱質コルチコイド、さらには性ホルモンの一部などが分泌されます。

また副腎髄質（ずいしつ）からは、アドレナリンやノルアドレナリンなどのカテコールアミンが分泌され、血圧をはじめ自律神経反応の中心的な役割をしています。

これらの大切なホルモンの分泌が悪くなることで、複雑な病態が現れるのが副腎疲労です（詳しくは第6章を参照）。

副腎から分泌されるホルモンの多くは、血糖の維持に深く関係しており、低血糖症の治療には、副腎疲労の把握とその対策がとても重要になるため、私のクリニックでは重要視しています。Sさんはそれを知って、当院を受診されたのでした。

初診時の検査データでは、唾液中に分泌される副腎由来のホルモンが低下していました。本来であれば、ホルモンが最も必要とされる早朝に分泌が増えるはずなのですが、そうした日内変動が消失していました。これらはSさんの予想通り、副腎疲労の所見なのです。

それとともに、血液検査では、ビタミンB群、亜鉛、鉄、タンパク質が不足し、筋肉量が減少していることがわかりました。

タンパク質の不足に副腎疲労が重なると、筋肉量が著しく減少するため、血糖値の変動がより大きくなり、糖質への欲求が強くなってしまいます。そして副腎の機能を改善させるためにとても重要なコレステロールも低値を示していました。つまり初診時の栄養状態では、自力で落ちてしまった副腎の機能を回復させることは困難であり、階段ののぼりやペットボトルを開ける作業などの日常生活レベルでも、筋肉の疲労や筋力の低下を自覚されていたと思います。

食事の内容では、タンパク質の摂取を増やすことと、副腎の負担を和らげるために血糖値を安定させることがとても大切なため、糖質の摂取量と摂取方法について変更が必要でした。

糖質は控えるのが原則——治療の初期には糖質摂取が必要なこともある

ここで最も気をつけなくてはならないことは、カロリーは十分に供給しなくてはならないということです。糖質制限食を実践するときのトラブルを避けるためには、カロリー不足にならないようにすることが症状の改善には必須事項です。

脂質を増やすことによってカロリーを確保できればよいのですが、脂質の吸収のために腸に負担がかかる場合には、治療の初期にはカロリー源として糖質が必要な時期もあるのです。これらの細かいフォローが、オーソモレキュラーでつまずかないようにするポイントになります。

副腎疲労の回復のためには、ストレスを可能な限り減らすこととともに、パントテン酸（かつてはビタミンB5と呼ばれていました）を中心とする多くのビタミンB群、ビタミンC、そしてマグネシウムを中心とした微量ミネラルの補正が重要です。また疲労感の改善のためにも、これらの栄養素とともに、鉄の補充も必要でした。検査データから示された多くの不足栄養素などは、積極的にサプリメントで補充することも、食事の変更とともに重要なことになります。

初診から2年が経過した2017年10月の診察では、不安や不眠などの精神症状はほぼなくなり、疲労感も改善し、月経に付随する多くの不定愁訴（ふていしゅうそ）も気にならなくなっていました。日常生活でも余裕が出てきたため、もともと好きだったジョギングを再開。近い将来マラソン大会にも出たいという意欲が出てきています。

「基準範囲内にある数値」から、見落とされるもの

Sさんのこの2年間の血液検査データの変化についてです【資料3 - 1】。

3回の血液検査の結果は、全て一般的な基準範囲に収まっています。つまり2015年も評価は「A」、2016年も2017年も、同様に評価は「A」とされるのです。

ところが経時的に検査データを評価すると、各検査項目において、微妙に結果が変化していることがわかります。この微妙な変化は、検査結果を「基準範囲にあるかどうか」ということだけで判断していては見落としてしまうことになります。

オーソモレキュラーにおける血液検査データの評価では、この「基準範囲内における微妙な数値の変化」が持つ意味を重要視するのです。

表にあるたった8項目の検査結果の推移でも、栄養や代謝に関して多くのことを読み取ることができます。

Sさんには、副腎の負担を軽減し、血糖値を安定させる食事が必要でした。つまり、糖質制限と、消化吸収に負担のない程度でのタンパク質摂取の増量です。

ASTとALTは、通常では肝機能を評価する検査項目で、ここでは基準範囲にあるため、

	2015/9	2016/2	2017/9	基準値(単位)
AST	19	22	21	13 ～ 30 (U/L)
ALT	13	22	18	7 ～ 23 (U/L)
CK (クレアチンキナーゼ)	75	82	101	41 ～ 153 (U/L)
総コレステロール	155	159	176	120 ～ 219 (mg/dL)
赤血球数	439	417	405	438 ～ 577 (万/μL)
ヘモグロビン	13.5	13.3	13.1	13.6 ～ 18.3 (g/dL)
MCV (平均赤血球容積)	92	93	96	83 ～ 101 (fL)
MCH (平均赤血球ヘモグロビン量)	30.8	31.9	32.3	28.2 ～ 34.7 (pg)

【資料3−1】Sさん(39歳・女性)の2年間の血液検査データの変化

肝機能は正常となります。ところがオーソモレキュラーでは、この2つの検査項目からビタミンB群の過不足を予想します。

摂取されたタンパク質の多くは、小腸から吸収され肝臓へ運ばれます。そのときに最初にうけるのが、アミノ基転移反応という反応です。ASTとALTは、肝臓におけるアミノ基転移反応を進める酵素であるため、これらの酵素活性が下がっていると、がんばって食べたタンパク質への最初の反応が抑制されてしまい、有効に利用されません。

Sさんの場合には、ビタミンB群をサプリメントで補充することによって、ASTとALTのバランスが改善しています。それにともなって、タンパク質も有効に利用できるようになり、ＣＫの値が増えてきます。ＣＫはクレアチンキナーゼという酵素で、全身の筋肉量を反映します。

つまり、食事の変更とビタミンＢ群の補充によって、タンパク質が有効に利用されるようになり、積極的な筋トレなどの運動を行なわなくても、筋肉量が徐々に増えてきたのです。

筋肉量を増やすことは、血糖値を安定させるためにとても大切なことであり、食後の低血糖の予防もできるようになります。なぜなら、食後に血糖の上昇が起こったときに、筋肉にブドウ糖が取り込まれることで高血糖が起こらなくなり、反対に、血糖が足りなくなったときには筋肉中のグリコーゲンが溶けて筋肉の活動に使われるので、血液中の糖が使われないために低血糖が起こりにくくなるのです。また、筋肉から出てくるアミノ酸は、肝臓に運ばれて糖に変わり、低血糖を起こさないようになります。

つまり、筋肉量が増えると、血糖値が上がることも防ぎ、下がることも防ぐことになり、血糖値を安定させることにつながるのです。

コレステロールは最重要ポイント――高いより低いほうが問題

血液中のコレステロールの４分の１が、食材によって影響を受けるといわれています。とはいえ、残りの４分の３は、主に肝臓で自前で合成したコレステロールなのです。つまりコレステロールの値が高いからといって、卵などのコレステロール含有量の多い食材を控えても、コレステロールが下がることはほとんどありません。

Ｓさんの場合には、女性であることと、年齢を考慮すると、コレステロールが低いことが問題でした。

生体内でのコレステロールの合成は、アセチルＣｏＡ（コーエー）が原材料になります。アセチルＣｏＡは、脳や身体を動かすためのエネルギー源であるＡＴＰの材料でもあります。そしてＡＴＰを作ることは、生き物にとって生存を懸けた最優先の反応です。つまり、ＡＴＰが十分に供給されてこそ初めて、アセチルＣｏＡがコレステロール合成のための材料として利用されることになります。

また血液中のコレステロールは、リポタンパク質という特殊なタンパク質によって包まれています。つまり血液中のコレステロールが適正な値に上昇するためには、エネルギーの材料であるＡＴＰが十分に供給され、さらにリポタンパク質が円滑に合成されていることが必要になるのです。

オーソモレキュラー的には、コレステロールはとても重要な、総合的な栄養代謝の評価ポイントになります。コレステロールは、女性ホルモンなどの性ホルモンや、ストレスやアレルギーに抵抗するために必要なコルチゾールなどのホルモン、さらには、丈夫な骨を作りアレルギーの根本的な治療につながる重要な栄養素であるビタミンDの材料にもなるからです。コレステロールは、高いことよりも低値であることのほうが問題になることが多いのです。

赤血球とヘモグロビン、MCV、MCHの関係

次に、赤血球数とヘモグロビンについてです。これらの検査項目は、貧血であるかどうかを判断する指標として用いられます。Sさんの2015年の初診時のデータでは、一般的な基準範囲内であるため、通常は貧血とはいわれず、鉄剤を処方されることはありません。

しかしこの期間、当院ではSさんに、ヘム鉄を継続して摂取するよう指導していました。それにもかかわらず、Sさんのデータでは、赤血球数もヘモグロビンも、やや低下傾向にあります。

このような検査データの変化は、オーソモレキュラー療法中にはよく見られるものです。貧血の指標となる赤血球数やヘモグロビンが低下しているにもかかわらず、患者さんは階段ののぼりが楽になったり、頭痛が改善したり、月経中の不調が改善したり……と、とても体

調が良くなります。

　そこで他の検査項目を見てみると、ＭＣＶとＭＣＨが上昇しています。

ＭＣＶは赤血球の大きさを示し、鉄が不足すると低下する項目で、ＭＣＨは赤血球の中にあるヘモグロビン量を示す検査項目で、鉄が不足すると赤血球内のヘモグロビンが低下するため低値になります。

　この２つの項目は、２年間の治療期間中には一貫して上昇傾向を示しており、ヘム鉄の補充による効果を確認することができます。ＭＣＶとＭＣＨの適正化は、赤血球一つぶ一つぶの質が改善していることを意味するのです。

　つまり、ヘム鉄の補充によって、赤血球の質が良くなったために、赤血球の数が減っても大丈夫な状態になったと解釈しています。

　タンパク質の摂取を増やし、鉄やビタミンＢをサプリメントで補充したことによって、Ｓさんの検査データが改善したことは理解いただけたと思います。

　そこで、新たな疑問も生じているかもしれません。精神科や心療内科の薬を使っていないにもかかわらず、タンパク質を増やしビタミンＢや鉄などの栄養を補充したことによって、なぜＳさんが感じていた不安や不眠などの精神症状が改善したのでしょうか？

ビタミンBが脳の安定に必要な理由

オーソモレキュラーを実践していると、ビタミンBほど、最適な必要量に個人差が大きい栄養素はないのではないかと感じます。とにかく食事内容やストレスによって必要量が大きく異なる栄養素です。

飲酒によってビタミンB1が不足し、ウェルニッケ脳症という脳のトラブルが生じることが知られていますし、ビタミンB1の欠乏症である脚気(かっけ)でも、うつ症状などの精神症状が起こります。

また、すでに述べましたように、かつてビタミンB3と呼ばれていたナイアシンの欠乏症であるペラグラでは、統合失調症で見られるような幻覚や妄想などの症状が起こります。

つまり、ビタミンB群は、脳の機能に深く関係しているのです。

脳の機能は、心や感情のコントロールにも深く関係すると考えられています。一般的には、脳内神経伝達物質のバランスによって、私たちの感情の一部がコントロールされていることが前提で、抗うつ薬として、SSRI（選択的セロトニン再取り込み阻害薬）やSNRI（セロトニン・ノルアドレナリン再取り込み阻害薬）などの薬剤が作られています。

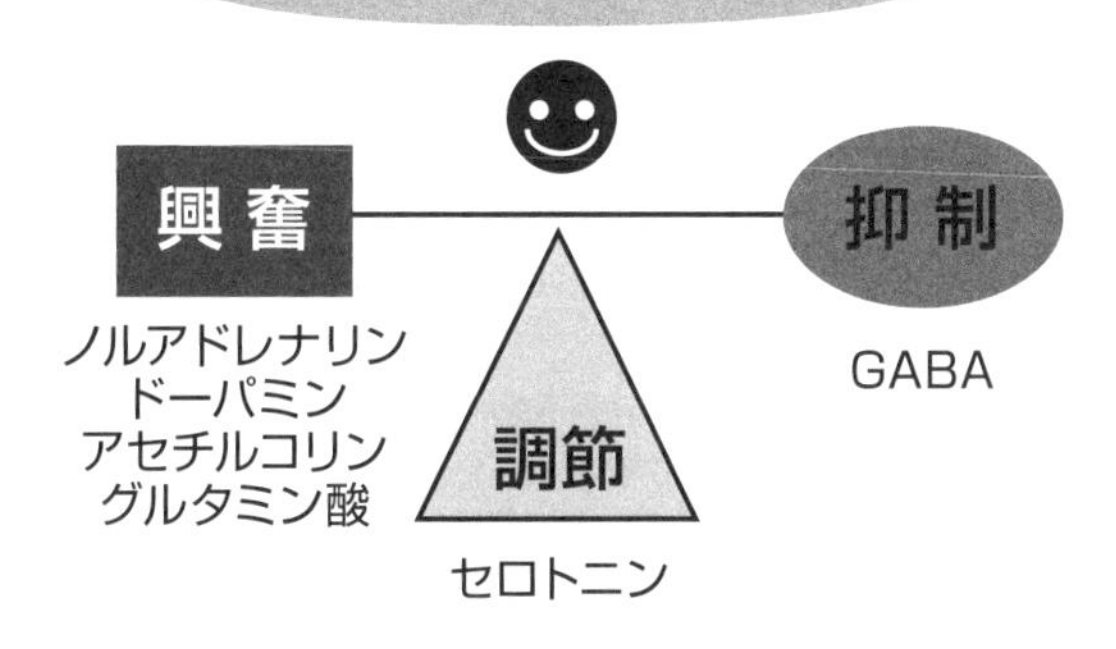

【資料3－2】脳内神経伝達物質の作用

全体のバランスを見ると、興奮系のほうには、多くの神経伝達物質が準備され、抑制系の神経伝達物質は、ＧＡＢＡ（γ‐アミノ酪酸）のみが担っています。不足することで抑うつ症状が生じることで知られているセロトニンは、興奮と抑制のバランスを保つ作用と理解されています【資料３‐２】。

これらの神経伝達物質は、脳内だけでなく、腸管や全身にも存在し作用していますが、脳内の神経伝達物質は、基本的にタンパク質を材料として、アミノ酸にまで分解され、血液脳関門を通過し、神経細胞内で生合成されます。

それぞれの神経伝達物質の合成過程には、特有の酵素が関与しているのですが、それらの酵素のほとんどは、補酵素としてビタミンBを必要としています。特にナイアシンとビタミンB6は、GABA系、ノルアドレナリン系、セロトニン系の全ての経路で必要です【資料3-3】。

オーソモレキュラーでは、SSRIではなくビタミンB群などの栄養素を使う

薬剤による治療では、不足している神経伝達物質を、化学合成の薬剤によって、ピンポイントでむりやり増やすことによって症状を改善させようとします。

たとえば、従来の抗うつ剤と比較して副作用が少ないため、多くの患者さんへ処方されているSSRIという薬の作用を見てみましょう。

SSRIは「Selective Serotonin Reuptake Inhibitors」の略で、選択的セロトニン再取り込み阻害薬と呼ばれます。詳しい薬理作用は省きますが、脳の神経伝達物質で重要なセロトニンが神経終末に再取り込みされるのを阻害することによって、セロトニンを増やそうというものです。

しかし、本来、セロトニンを含めた神経伝達物質は、再取り込みが行なわれることでリサイクルされているため、SSRIで再取り込みを阻害してしまうことで、リサイクルができ

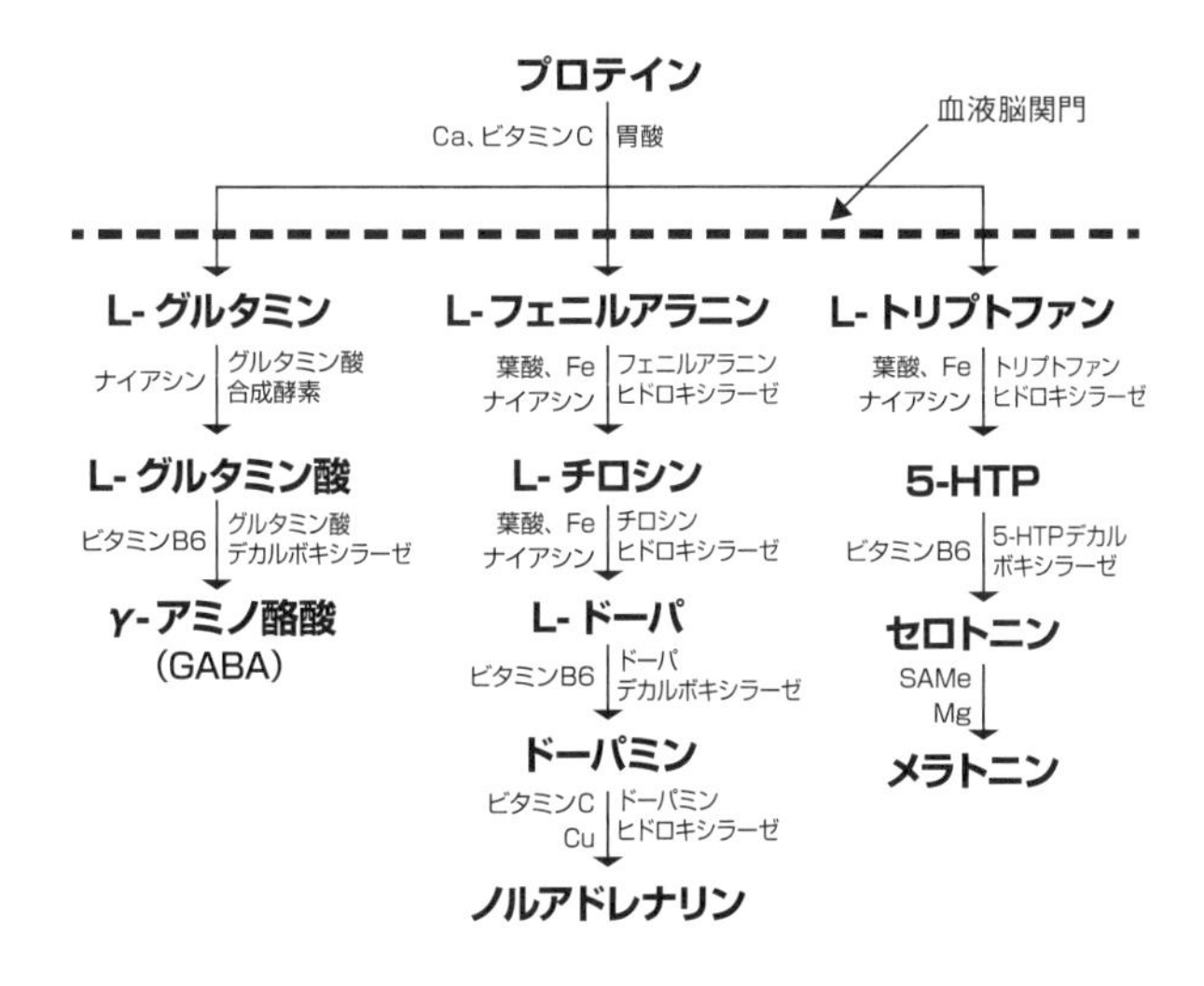

【資料3－3】タンパク質を出発点とした神経伝達物質の合成経路
（小文字は関係する酵素や補酵素、補因子を示す）

なくなり、結果として薬の作用が減弱し、投与量を増やすことになったり、他の種類の薬剤を追加することになってしまいます。

オーソモレキュラーでは、全体のバランスを重視します。つまりセロトニンが不足し、抑うつ状態になっている患者さんであっても、GABAの不足により不安障害になっている患者さんであっても、基本的には全ての神経伝達物質の全体のバランスを整えることを重要視します。

適切な食事指導と、サプリメントによるビタミンB群をはじめとする栄養素の補充によって、脳内での生合成のバランスが整います。そのため、集中すべきときに集中することが可能となり、リラックスすべきときにリラックスができるようになります。

また、自然な睡眠リズムが戻るため、睡眠薬を含めた多くの精神科処方薬を減薬したり断薬したりすることが可能になるのです。

心の安定に必要な「十分な材料」を補充する——ナイアシン、ビタミンB6

タンパク質を出発点とした主な神経伝達物質の合成経路を見ると、上流に位置する全ての反応にはナイアシンが補酵素です【資料3‐3】。

オーソモレキュラーを確立したホッファー先生の主な業績に、統合失調症にたいするナイアシン療法があることはすでに述べました。この合成経路におけるナイアシンの重要性を考慮すると、統合失調症だけでなくあらゆる精神症状の改善のために、ナイアシンの補正は基本になることが理解されます。

次に、ビタミンＢ６が関与する反応を見てみましょう。

ビタミンＢ６は、実際に作用する最終的な神経伝達物質の生合成の過程の補酵素です。そ

神経伝達物質	脳における主な作用
ドーパミン	運動調節、快感・満足感、意欲、学習
ノルアドレナリン	闘争か逃避か、集中力、衝動性
グルタミン酸	記憶、学習
セロトニン	生体リズム、気分の調整、他の神経伝達物質の調整
GABA	興奮の鎮静、リラックス、良質な睡眠

【資料3－4】ビタミンB6が関与する神経伝達物質とその作用

のため、ビタミンB6の不足は、多くの精神症状の原因になります。ビタミンB6の不足によって合成が阻害される反応をまとめてみました【資料3－4】。

これらの反応で特に注目するのは、グルタミンからGABAが合成される経路です【資料3－3】。GABAは抑制系の神経伝達物質の代表で、GABAの不足は、不安や神経過敏を起こしたり、睡眠の質の低下によって、悪夢が増えたり中途覚醒が増えたりします。

精神科で処方される睡眠薬や、不安を抑えるといわれている薬の多くは、薬理作用によってGABAを増やすもので、調整が難しく、効きすぎることによって運転中の眠気による交通事故などがよく報道されます。

ＧＡＢＡが不足すると、多くの興奮系神経伝達物質とのバランスの乱れの原因となるため、精神状態の安定のためには避けなければなりません。ところが、ＧＡＢＡを増やそうとすると、その前の物質がグルタミン酸であり、これも興奮系の神経伝達物質の代表です。グルタミン酸は、適度に分泌されていると集中力が高まり、学習や記憶に役立つのですが、過剰に分泌されることによって、興奮したり攻撃的になったりしてしまいます。

グルタミン酸からＧＡＢＡが作られる過程でビタミンＢ６は必須であるため、ＧＡＢＡを増やそうとしても、ビタミンＢ６が不足してしまうと、グルタミン酸ばかりが増える結果になり、真逆の反応になってしまいます。

ビタミンＢ６が関与する反応の中でも、グルタミン酸からＧＡＢＡを合成する経路は特にビタミンＢ６への依存度が高いことが知られており、グルタミン酸の過剰によって生じる小児の難治性てんかんの治療には、ビタミンＢ６の大量投与が古くから行なわれています。

ちなみに、リラックス効果をうたったＧＡＢＡ入りのチョコレートなどがありますが、基本的には脳内で作用する神経伝達物質は、食べ物などから摂取しても血液脳関門を通過することができないため、直接的に作用することはないと考えられています。

いかがでしょうか。オーソモレキュラー的に、十分な材料（この場合はタンパク質）を摂取し、そして反応を促進させるビタミンやミネラルを補充することが、心の安定につながることを理解していただけたかと思います。

神経伝達物質の合成に「鉄」は不可欠――女性のうつや不眠の多くは鉄不足

先ほどの【資料3－3】をもう一度見てください。神経伝達物質の生合成の経路でFeと書かれている反応には、鉄が補因子として関与しています。つまり鉄の不足によって反応が低下し、下流にある神経伝達物質の合成が抑制されてしまいます。

通常の健診では、「貧血」の存在によって鉄の不足を診断しているのですが、酵素反応の補因子として存在する鉄は、貧血になるよりもはるか以前から減少し始めます。

言い換えれば、鉄欠乏性貧血と診断される、あるいは「軽い貧血ですね」と医師から言われるずっと以前から、脳内の大切な反応に、鉄の不足によって支障が生じているということです。

鉄が関与する主な神経伝達物質の合成過程には、「ドーパミン～ノルアドレナリン系」と「セロトニン～メラトニン系」があります。月経によって鉄を失い、ダイエットによって肉を控えている多くの女性は、潜在性の鉄欠乏状態です。つまり日本人女性の多くは、「ドーパミン～ノルアドレナリン系」や「セロトニン～メラトニン系」の反応に、鉄不足によってトラブルが生じている可能性があるのです。

鉄の不足によって、ノルアドレナリンやセロトニンの不足が生じているのに、表面的に訴える抑うつ感によってうつ病の診断が下され、鉄の補充が行なわれずに抗うつ剤を飲み続けている多くの患者さんがいらっしゃいます。

また、鉄の不足によってメラトニンが十分に合成されず、睡眠のリズム障害が生じているのに、何種類も睡眠薬を飲み続けている女性も多くいるのです。Sさんの場合も、普通の心療内科や精神科を受診すれば、そうした薬剤を出されたことでしょう。

世の中の心療内科や精神科医が、鉄の不足をもっと正しく理解し、対処することができれば、より多くの患者さんの改善が得られるのに、と残念に思います。

Sさんが長年苦しんでいた多くの症状が、オーソモレキュラーによって改善した理由がおわかりいただけたのではないでしょうか？

オーソモレキュラーは、「この食べ物が身体に良い」などという、一般的に行なわれている食事療法やサプリメント療法とは違い、身体の中で行なわれている化学反応にたいし、薬を使わずに、もともと身体にあった分子（栄養素）を積極的に補充することで、体調を改善させる治療法なのです。

【症例2】Ｋくん／6歳・男児：広汎性発達障害

発達障害の子どもは腸内環境が悪いことが多い

Ｋくんは、２歳ごろから発達の遅れを指摘され、３歳時に専門機関にて広汎性発達障害と診断されました。２０１３年の初診時の症状は、単語を発することはできるが会話にならない、独り言が多い、同じことを繰り返し言い、オウム返し、音に敏感で、特に機械音が苦手、触られる感触を嫌がり、同年代の子どもと遊ぶことができないなど、発達障害のお子さんに特有の症状がありました。

絶版になってしまったのですが、発達障害などのお子さんへのオーソモレキュラーについて書いた私の著書（『子どもの「困った」は食事でよくなる』青春出版社）をお母さんが読んでくださり、当院を受診されました。

受診時のお母さんのご希望は、「コミュニケーション能力の向上」でした。発達障害のお子さんのコミュニケーション能力の向上のためには、通常、療育（医療機関と教育機関が連携して、必要なトレーニングを行なうこと）という方法が用いられています。Kくんも毎日お母さんと療育に通い、トレーニングを続けていたのですが、なかなか会話という分野では効果が得られていませんでした。

オーソモレキュラーでは、採血が可能な年齢であれば、積極的に採血を行ない、血液検査のデータから栄養バランスの乱れを評価し、食事指導とサプリメントを選択します。

Kくんは、3歳時の検査で、すでに鉄の不足を認めました。また体内の酸化ストレスが高く、発生した活性酸素を消去する能力も下がっていました。タンパク質の代謝は抑制された状態で、コレステロールが低値であり、積極的に食事からのタンパク質摂取を増やす必要がありました。

鉄の重要性と、補充の留意点

オーソモレキュラーでは、発達障害や自閉症のお子さんも治療に取り組まれます。このようなお子さんの患者さんを検査すると、ほぼ例外なく鉄が不足しています。そしてまた、発達障害系のお子さんは、腸の状態が悪く、便秘や下痢をともなうことがほとんどです。

　このように腸の状態が悪いお子さんへの鉄の補充には、実はとても注意が必要です。吸収されなかった鉄が腸内に存在することによって、腸内のカンジダを含めた悪玉菌が刺激され、さらに腸内環境を悪化させてしまうからです。

　腸の環境と脳の機能には強い関連があり、「腸脳相関」と呼ばれているのですが、お子さんの脳の状態の改善には、腸の改善が必須になります。腸の改善のためには、腸内細菌のバランスを整えることとともに、腸の粘膜を丈夫にすることを並行して行なわなくてはなりません。

　後ほどさらに詳しく説明しますが、最近一部で話題になっている、吸収率を上げるために工夫された「アミノ酸キレート鉄」（フェロケルなど）を使用すると、腸粘膜に鉄が蓄積し、腸の粘膜のトラブルを起こす可能性があります。つまりお子さんの脳の改善のための鉄補充は、キレート鉄ではなく、その時その時に吸収できるギリギリの量の「ヘム鉄」（これも後ほど詳しく説明します）を用いた補充を選択すべきです。

　鉄の不用意な補充によって腸内環境が悪化し、精神症状も悪化することがあるため、海外のサプリメントでは、鉄を含んでいない「アイアンフリー」ということを強調しているものが多くあります。そもそも海外には、鉄の補充をヘム鉄で行なうという概念がなく、通常の無機鉄（非ヘム鉄）を用いていたため、その弊害を考慮すると、アイアンフリーのほうが良いと考えられたのではないかと想像します。そして鉄欠乏の改善のためとしては、自然の吸収経路を無視しているために大量に吸収される「アミノ酸キレート鉄」が作られたのではないかと想像します。

タンパク質の補充の際は、遅延型アレルギーに注意

さらに発達障害系のお子さんの場合には、タンパク質の補充にも注意が必要になります。それは、発達障害のお子さんには、腸の粘膜が脆弱であるため、「遅延型アレルギー」という特殊なタイプの食物アレルギーが多く見られるためです。

通常のアレルギーは、「即時型アレルギー」といわれるもので、ＩｇＥ抗体を介してアレルギー反応が起こります。ところが発達障害のお子さんに多い遅延型アレルギーは、ＩｇＧ抗体によって起こるアレルギーになります。

遅延型アレルギーを知ることは治療上とても有効で、遅延型アレルギーの検査は非常に重要な検査なのですが、残念ながら日本では検査されることはほとんどありません。それどこ

ろか、遅延型アレルギー検査は、エビデンス（証拠）が不十分であるとされ、またアレルギー反応が陽性の食材を除去することによって小児の成長に支障が生じるという理由で、日本小児アレルギー学会では正式に否定しています（２０１４年発刊の『食物アレルギーハンドブック　２０１４　子どもの食に関わる方々へ』）。

この日本小児アレルギー学会の注意喚起は、一部は正しいと評価できますが、残りは、検査データの解釈方法が間違っているために起こる誤解であることが明白です。

日本小児アレルギー学会では「推奨しない」と正式に表明されている遅延型アレルギー検査ですが、２０１１年、『ランセット』という医学系雑誌に、ＩｇＧ抗体陽性の食材の除去によって、ＡＤＨＤの症状が改善するが、ＩｇＥ抗体陽性の食材除去では症状の改善が得られなかったという論文が報告されました（＊７）。

多くの食材にアレルギー陽性が出る理由──腸の粘膜が炎症を起こしている

Ｋくんの実際の遅延型アレルギー検査の結果【資料３‐５】を見ながら、この検査がどのような意味を持つものなのかを考えてみたいと思います。

まず乳製品ですが、カゼインとホエイ（乳清）の両成分にＩｇＧ抗体の陽性反応がありました。個別の食材でも、牛乳、チーズ、ヨーグルトの全てに陽性反応を認めます。シーフードでは、カキ、バラフエダイ、スズキ（シーバス）など、普段あまり食べない種類の魚にも反応を認めています。

ナッツ類や穀物では、非常に多種の食材に強い陽性反応を認めるため、いったい何を食べたらよいのか困惑する結果になっています。

まず大切なこととして、この検査で多くの食材にＩｇＧ抗体が陽性に出ている場合には、陽性反応が出ている食材を完全に除去しなくてはならない、という意味ではないということです。

それでは、検査結果をどう考えたらよいか。それは、「よく食べる食材やあまり食べない食材などにも陽性反応が出ているときには、腸の粘膜が弱っている」という解釈をすべきです。つまり、ＩｇＧ抗体を多く認めるときには、腸の粘膜をいたわり修復させることが重要になります。

グルテンとカゼインは、腸の粘膜を刺激する代表的な食材です。つまり、小麦製品と乳製品を除去してみることになります。このような食事方法を、前にも触れましたが、「グルテンフリー・カゼインフリー」から「ＧＦＣＦダイエット」と呼び、実は自閉症や発達障害の

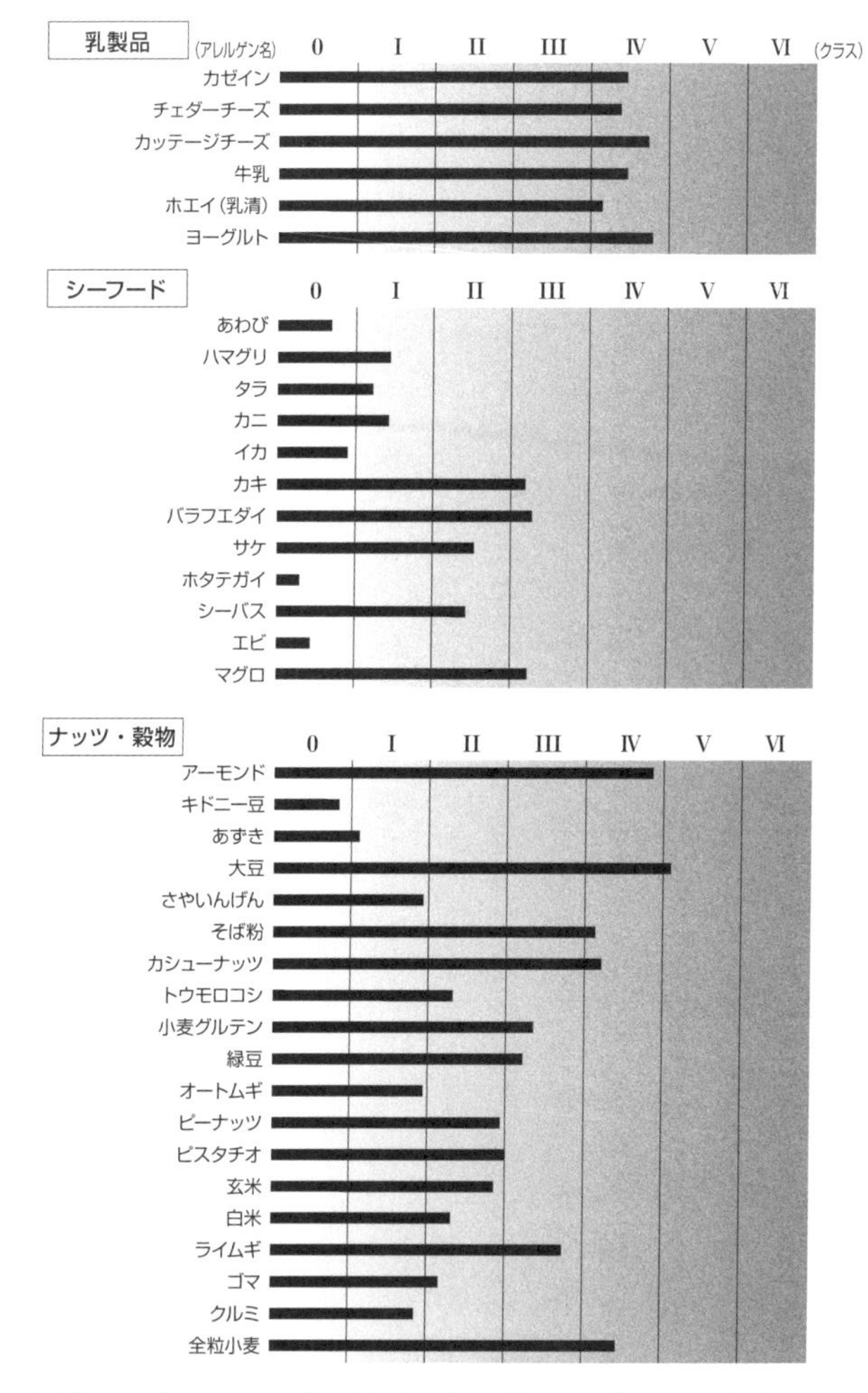

【資料3－5】Kくん（6歳・男児）の遅延型アレルギー検査の結果

お子さんに、古くから推奨されている食事方法なのです。

遅延型アレルギー検査では、GFCFダイエットの指導の他に、陽性反応が出た食材について、連日にならないように指導しています（大豆製品、卵、乳製品などのアレルギーになりやすいものは週2回は食べない日を作るように指導します）。また、食べたことによって明らかに症状が増悪する食材は、検査結果にかかわらず除去してもらっています。

運動機能のトラブルはヘム鉄で改善――鉄欠乏の子どもは多い

発達障害系のお子さんの多くは、運動機能にトラブルがあります。姿勢が保てない、四肢の協調運動が苦手で走る姿がぎこちない、すぐに転ぶことが多いなどが典型的な運動系の症状です。

これらの症状は、ドーパミンの不足によって生じることが多く、適切なヘム鉄の補充によって比較的早期に改善されます。お子さんにとって、運動機能の発達は、体育の授業で走るスピードが速くなり、体操においても、でんぐり返りや鉄棒などが上達することを経験できるため、自信を取り戻すきっかけになるようです。

発達障害などのお子さんだけでなく、実は子どもにとって、鉄欠乏はとても起こりやすい栄養障害です。成長期には大量の鉄が必要となるためです。

　子どもが朝起きにくくなった、疲れやすくなった、集中力がなくなった、運動パフォーマンスが落ちた、成長痛を訴える、などがあったときには、鉄の不足を疑い、積極的に鉄の補充を試みるべきだと思います。

普通学級での入学が可能に

Ｋくんには、ＧＦＣＦダイエットに加え、ビタミンＢ群、ナイアシン、ヘム鉄、ＤＨＡ製剤などの栄養をサプリメントで補い、定期的に血液検査を受けてもらいました。

　コミュニケーション能力の向上が、お母さんの主な希望でしたが、治療初期には手足の運動機能の向上が顕著でした。ぎこちなかった歩き方や走る姿勢などが整い、四肢の協調運動が改善しました。

　さらに、以前から習っていたピアノが急激に上達し、あっという間に同年代では飛びぬけたピアノ演奏ができるようになり、なんと全国大会へ出場しました。

　そして次第にいろいろなことに興味を持ってくれるようになり、体操・水泳・絵画などにも楽しそうに取り組むようになりました。

思いやりの気持ちが芽生え、同年代の子どもとも関係を作ることができるようになり、コミュニケーション能力も急激に成長しました。

その結果、いまでは発達障害の主治医の先生からは、このままいけば普通学級で小学校への入学ができるだろうといわれています。

【症例3】Cさん／41歳・男性：慢性疲労、不眠

メガビタミン療法とMEC食で当初は改善したものの……

Cさんは、仕事で休日出勤なども重なっていましたが、特に体調不良を感じることもなく、たまの休日にはサーフィンを楽しむような日々を送っていました。職場の健康診断でも特に異常を指摘されることがなく、同僚と比較しても健康であることが自慢だったそうです。ただ、ストレスがかかると下痢をしやすいことだけが悩みでした。

しかし、8カ月ほど前から、疲れが抜けない、寝つけない、朝起きることができないなど

の症状を自覚するようになり、心療内科で睡眠薬を処方され試してみました。薬の作用で眠ることはできるようになったものの、疲労感は改善せず、徐々に仕事を休むことが増え、日常生活レベルでも疲労が増強し、横になっている時間が増えてきました。

　ネットで検索し、「メガビタミン療法」を提唱しているクリニックを受診。そこで低血糖症を指摘され、血糖値の変動を抑えるため「ＭＥＣ（メック）食」を指導されました。ＭＥＣ食というのは、Meat（肉）・Egg（卵）・Cheese（チーズ）の頭文字をとった食事方法で、肉・卵・チーズをたっぷり食べることによって糖質の摂取量が減り、高タンパク・高脂質の食事になります。その結果として血糖の変動が穏やかになり、食事からの必要な栄養素の補充も増えるという方法です。

　Cさんも、肉や卵とチーズを含んだ乳製品の摂取を増やすよう指導され、睡眠中の低血糖の予防ために就寝前に100mLの生クリームを食べるように指示され実行しました。

　そして、メガビタミン療法で提唱されている基本セットのサプリメント（市販のもの）を摂取することになりました。その結果として、身体が軽くなり、元気さを取り戻し、仕事も可能になったため、ＭＥＣ食の手軽さもあり、さらに徹底的に取り組みました。すると2カ月後から、今度はめまいと脱力感を自覚するようになり、手足のしびれも強くなり、再び仕事を休みがちになって、自宅で横になることが多くなりました。

これらの症状を調べてみたところ、甲状腺機能低下症や副腎疲労症候群の症状とそっくりであるため、メガビタミン療法の主治医に検査を依頼したところ、甲状腺と副腎のホルモンチェックを行なうことができました。その結果として、甲状腺と副腎の関連項目はすべて基準範囲内であり、特に問題ないといわれ、どちらも否定されてしまいました。

たしかに、このときの甲状腺と副腎関係の検査結果では【資料3－6】、普通に見ればどの項目も基準範囲内にあり、通常の評価では問題がないといわれてしまいます。

副腎のトラブル、鉄不足がともに見逃されている

ところが、当院で副腎機能の詳細な検査（第6章を参照）を行なってみたところ、初期の副腎疲労で見られる代償性の副腎疲労の状態であることがわかりました。

どういうことかといいますと、Cさんは長年のストレスで徐々に副腎に負担がかかり、症状としては強い疲労感などが生じていました。これは症状からすれば、副腎疲労にあてはまります。

ところが一般的なホルモン検査では、ACTH（副腎皮質刺激ホルモン）もコルチゾール

検査項目	結果	基準値(単位)
FT4（甲状腺ホルモン）	1.7	0.9 ～ 1.7 (ng/dL)
FT3（甲状腺ホルモン）	2.4	2.3 ～ 4.3 (pg/mL)
TSH（甲状腺刺激ホルモン）	2.1	0.5 ～ 5.0 (μIU/mL)
ACTH（副腎皮質刺激ホルモン）	8.1	7.2 ～ 63.3 (pg/mL)
コルチゾール（副腎皮質で分泌されるホルモン）	9.53	7.07 ～ 19.6 (μg/dL)

【資料3－6】Cさん（41歳・男性）の血液検査の結果
（甲状腺と副腎に関連する項目）

も基準範囲を満たしていました。これは、副腎疲労がすでに始まっているものの、副腎皮質における多くのホルモン合成のうち、いくつかのホルモン合成を犠牲にして、代償的にコルチゾールの合成を維持していた時期であるということを示しています。

この結果、ミネラルバランスや血圧の維持に関係するホルモンや、性欲ややる気の維持に必要な性ホルモンの合成が犠牲になり、複雑な症状を形成することになっていたと考えられます。

コルチゾールというホルモンは、ストレスに対抗するためのとても重要なホルモンであるため、他のホルモンの合成を犠牲にしてでも維持される傾向があります。そのため、血液中のコルチゾールの濃度を測定しても、初期段階の副腎疲労を評価することができません。

甲状腺ホルモンについても、実は甲状腺ホルモンのＦＴ４（遊離サイロキシン）からＦＴ３（遊離トリヨードサイロニン）への変換にトラブルが生じていることが読み取れます。この変換のトラブルにも、実は栄養代謝面での問題が関係していることが多く、疲労感や抑うつ感などの症状をさらに増悪させることになります。

Ｃさんはメガビタミン療法のクリニックから、「アミノ酸キレート鉄」（フェロケルなど）の服用も指示されていました。そしてフェリチンは252ng／mLまで上昇しており、総合的に判断すると異常な高値で、鉄はどちらかというと過剰な状態でした。

しかし、実際の鉄関連の項目を含む検査結果【資料３‐７】で示されていることは、血清鉄が低下傾向にあり、身体のどこかに微小な炎症が存在していて、ＴＩＢＣ（総鉄結合能＝血液中の鉄がトランスフェリンと結合できる総鉄量。トランスフェリン〔鉄と結合して運搬するタンパク質〕の増減を反映する）は上昇傾向にあることから、Ｃさんの身体は鉄が不足しているという反応があることを示しています（鉄が不足しているときに、トランスフェリンは上昇しようとするため）。これも、フェリチンのみを単純に貯蔵鉄量を示す項目として評価してしまっているために見逃している、検査結果から読み取れる貴重な情報なのです。

検査項目	結果	基準値(単位)
赤血球数	570	438 ～ 577 (万/μL)
ヘモグロビン	16.4	13.6 ～ 18.3 (g/dL)
MCV	84	83 ～ 101 (fL)
MCH	29.4	28.2 ～ 34.7 (pg)
Fe（血清鉄）	53	60 ～ 190 (μg/dL)
TIBC（総鉄結合能）	355	239 ～ 367 (μg/dL)
フェリチン	252	17 ～ 321 (ng/mL)

【資料3－7】Cさん（41歳・男性）の血液検査の結果
（鉄に関連する項目）

これらのデータからは、オーソモレキュラー的な血液検査データの評価を習得している医師であれば、炎症の存在や、鉄がうまく使えていないため身体の側は鉄不足を認識しているという情報を読み取ることができるのですが、基準値を判断の全てにしてしまうと、これらの全てを見逃してしまいます。

　このような詳細な検査データの評価法については、専門的すぎることと、紙幅の都合で割愛させていただきますが、人間ドックや健康診断、さらには医療機関で行なわれている血液検査データには、栄養や代謝の状態を深く知るための、とても貴重な情報が隠されているのです。

同じ種類のタンパク質の頻繁な摂取が腸に炎症を起こす

さらに、その他の検査項目からは、肝機能が低下し、脂肪肝が存在することがわかりました。Ｃさんは ＢＭＩ22と均整のとれた体格で、決して肥満ではなく、脂肪肝があるような印象の方ではありません。

ここでＣさんの臨床症状の経過について振り返ってみます。

まずＭＥＣ食と、メガビタミン基本セットと呼ばれる市販のサプリメントの補充によって、一時的に症状が改善しています。このことは、Ｃさんの疲労感や不眠などの多くの症状に、低血糖症と呼ばれる血糖値の変動にともなう自律神経症状が含まれていたことを示します。

その後、ＭＥＣ食を厳密に継続し、２カ月が経過したころから、新たな症状が加わり、不調となりました。そして直近の検査結果では、炎症の継続と脂肪肝の所見がありました。

問題は、この炎症が身体のどこで起こっているのかということになります。

メガビタミン療法で使われる栄養素の量は、オーソモレキュラー的に見れば、決して過量と思われるものではありません。ところがこの患者さんの使われていたサプリメントは、医療機関から供給されたものではなく、インターネットを使って海外の高含有なサプリメントを個人輸入して服用されていました。

海外には価格が安いサプリメントが多くあるのですが、メガビタミン療法やオーソモレキュラーなどで使うような高用量のものを用いるときには、肝臓への負担なども考慮し、定期的な血液検査をすることが必要であると思います。

事実、ネットでの多くの情報をもとに、個人的に高用量のサプリメントを使われている方の中には、肝機能障害が生じていたり、フェリチンが１０００を超えていた患者さんもいらっしゃいました。フェリチンが１０００を超えるのは、通常ではあり得ないことであり、教科書的にはがんの存在を疑うほどです。Ｃさんの肝機能障害も、メガビタミン療法で選択したサプリメントが原因である可能性は否定することができません。

ＭＥＣ食は高タンパク・高脂質となり、必然的に糖質制限食になるため、血糖調節障害が原因の中心である不定愁訴にはとても効果がある食事方法です。ところがこの食事方法の欠点は、乳製品と卵をほぼ毎日摂取することによって起こる、腸の粘膜への負担と、遅延性アレルギーの形成があります。

私たちの腸の粘膜は、もともと同じ種類のタンパク質が長期にわたり頻繁に摂取されることとは想定していなかったようです。つまり、ＭＥＣ食のように、偏ったタンパク源を摂取し続けることによって、腸の粘膜はトラブルを起こし、その結果として特殊な遅延型アレルギー（ＩｇＧアレルギー）を形成することになります。

遅延型アレルギー検査を行なうと、就学期の児童のほとんどは、牛乳にたいしてアレルギー反応が生じています。チーズやヨーグルトを頻繁に食べている方の多くは、それらの食材にたいしてアレルギー反応が起こっています。

肉や魚の場合には、種類によって異なるアミノ酸配列であり、よほど集中して連日摂取しない限り、遅延型のアレルギー反応は起こりません。

さらに、ＭＥＣ食で提唱されている乳製品は、グルテンとならんで腸の粘膜にたいして炎症を引き起こすカゼインを含んでいます。

つまり、Ｃさんのように、もともとストレスがかかった生活を続けていて下痢をしやすいような体質の場合には、カゼインを大量に頻繁に摂取するＭＥＣ食では、容易に腸の粘膜に炎症を引き起こすことになります。腸の粘膜の炎症は、門脈という血管を通して直接肝臓へ炎症性物質を供給することになり、肥満がなくても脂肪肝を作ることになります。

なぜなら、炎症性物質（ＴＮＦ‐αやインターロイキン‐6など）があると、インスリン抵抗性ができて（インスリンの効きが悪くなって）、脂肪細胞の中に中性脂肪がどんどんたまっていってしまうからです。炎症性物質自体がインスリン抵抗性を作る物質であるため、インスリンの働きが悪くなり肝臓に脂肪がたまりやすくなるのです。

ストレスのあるときこそ、食事や栄養の注意レベルを上げる

さて、このような情報が検査結果から得られたので、オーソモレキュラー的な治療方針を立てることができ、Ｃさんには次のように説明しました。

・Ｃさんの副腎は、ストレスによって疲弊していますが、ギリギリのところで持ちこたえています。可能であれば休職し、ストレスをできるだけ減らすことをお勧めします。

・副腎とともにストレスに対抗する甲状腺は、鉄の利用障害があるために、正常に機能していません。鉄が足りないために、甲状腺ホルモンが活性型に変換できないのです。このことからも、ストレスの軽減は大切であるとともに、鉄を利用できるようにするために、炎症のコントロールとともに、必要な栄養素の補充が重要になります。

・腸の粘膜に炎症があるため、ＭＥＣ食は不適当な食事方法になります。肉・魚・豆類・週４個程度の卵を、ローテーションを組んで摂取して、小麦によるグルテンや乳製品によるカゼインを除去し、腸粘膜への負担を軽減してください。

・就寝前や食間の補食には、アレルギーの心配の少ないココナッツオイル、MCTオイルなどの中鎖脂肪酸を使い、低血糖症状の対策をしてください。

Cさんのように副腎疲労をともなうときには、ストレスのコントロールが治療の初期にはとても重要です。突き詰めてしまうタイプの患者さんでは、食事方法を厳格に守ろうとすることが、新しいストレスになってしまうことも珍しくありません。良かれと思い、始める運動も、実はストレスになってしまい、副腎疲労の改善を妨げることがあります。

オーソモレキュラーでは、患者さんの症状とともに多くの検査結果から、運動を併用してよいのかどうかを判断し指導することになります。

Cさんには3カ月間の休職を勧め、診断書を作成し休んでもらいました。そしてMEC食はやめて、新しくローテーション糖質制限食を実践してもらい、甲状腺と副腎をサポートするサプリメントとともに、腸管粘膜の炎症を改善させることを治療初期に行ないました。

その後、徐々に活動性を増やし、就寝起床などの睡眠リズムを確保できるようになってから、ストレッチや軽い筋トレ、早歩きの散歩などを指導。4カ月後の血液検査にて、脂肪肝の改善や代謝のトラブルの改善を確認してから、職場と相談し、時間短縮の制限勤務で復職を行ないました。さらに9カ月後からは、「制限勤務を解除し、残業も可能である」旨の診断書を作成し提出、順調に勤務を継続されています。

Cさんには、自分の身体が発するストレスサインにたいして敏感になることと、そのようなときこそ食事の注意レベルを上げ、必要なサプリメントをしっかりと飲むように指導しています。Cさん自身も、以前にも増して身体の調子が良くなり、趣味のサーフィンも上達していることを実感されています。

副腎疲労に陥ってしまう方は、ストレスや疲労にたいして鈍感になっていることが多く、ギリギリの状態になるまで、自分がストレスを感じていたり疲れていることを自覚されないことが多くあります。

症状の経過では、急に疲れやすくなり倒れてしまった……という訴えが多いのですが、詳しく聞くと、そのかなり前から、「風邪をひきやすくなった」「花粉症になってしまった」「寝ているときの夢が増えた」「肌の調子が悪く傷の治りが遅い」などの多くのサインが出ているのです。

これらのサインは全て、ストレスによって消費が増えるために生じる栄養素の不足によって起こる症状なのです。

クリエイティブ系の学生の栄養障害の特徴

ここでCさんの例から少しそれますが、ストレスやプレッシャーによって生じる栄養素の不足について、別の事例から書いておきます。

少し前のことになりますが、ある大学で栄養学の授業をしていたことがあります。その授業の受講生は芸術学部の学生さんです。

その大学では、芸術学部の学生さんが、うつ病などになり退学してしまうケースが多いことが、以前からの問題でした。そのため大学キャンパス内に診療所を併設し、遅刻が増えたり授業を休みがちになった学生さんを、早めに受診させるようにしたのです。いわゆる早期発見、早期治療という対策をしました。

それはつまり、早期に発見し、早期に入眠剤や軽い抗うつ剤などが処方される、という対策がとられたことになります。するとその結果、受診した多くの学生さんは、そのまま退学になってしまうことが多かったのです。

この結果に疑問を感じたある教授が、オーソモレキュラーのことを知り、私に講義を依頼してきました。

芸術学部を受験するような学生さんには、共通する栄養代謝の特徴があります。長時間強い集中力を持続させなくてはならないため、ビタミンB群が大量に消費されてしまうのです。あるいは、ビタミンB群を大量に使うことができる特徴を持っているため、芸術的な才能があると言い換えることもできるかもしれません。

こんな実験もあります。大学生に数学の難問を解かせ、その前と後での尿を比較したところ、実験後はビタミンBの代謝産物が多く排出されたそうです。そしてそれは一過性のものではなく、翌日以降もその傾向が続くことがわかりました。長く集中することを求められたり、緊張を強いられたりすると、ビタミンBは大量に消費されるのです。

いずれにしても、大学受験で過度の集中を繰り返し、ビタミンB群を消費し、入学後も絵画や彫刻などの創作活動で大量のビタミンB群を消費してしまった学生さんたちには、決まった症状が現れます。

疲れやすくなり、集中が続かなくなります。さらに寝つきが悪くなり、寝てもスッキリした感覚がなくなり、ときにリアルな夢が増えてきます。さらにビタミンB欠乏が進行すると、夢のリアルさが増し、カラーになり悪夢が増えることになります。

また、音や光などに敏感になってしまい、雑踏が苦手になり、教室に入ることにも抵抗感を感じるようになります。こうしたことから、さらに創作活動への意欲が低下してきます。

心療内科や精神科では、これらの症状を訴えると、ストレス障害やうつ病の診断となり、抗うつ剤や睡眠薬が処方され、ストレスになっている学校をしばらく休みなさいと指導されます。しかし、根本的な原因であるビタミンB群を補充することが行なわれないため、学生さんが持っているもともとの才能や資質が戻ってくることがありません。

そしてもう一つ共通することがあります。それは、創作活動で疲れてきたときに、甘いものを食べて集中力を持続させようとする習慣です。これは芸術学部の学生さんだけでなく、受験生などでもよく行なわれる対応だと思います。

勉強や創作活動によってビタミンBが消費され、集中力がなくなり効率が落ちているのに、そこで甘いものを食べて一時的に血糖値を急激に上昇させて脳を刺激しても、その糖質の代謝のためにさらにビタミンBが消費されるという悪循環を作ることになるのです。

授業では、芸術学部の学生さんに、これらのメカニズムに対して興味を持ってもらえるように資料を作り説明しました。そして、才能を生かしさらに良い作品を作るためには、長時間の創作活動よりも、休憩を効果的にとり45分程度の創作時間を繰り返したほうがよいこと、さらに、疲れてきたときにはカフェインや甘いものに頼るのではなく、ナッツやアタリメのようなおつまみ系で補い、ビタミンB群をサプリメントで補充することなども伝えました。

学生さんが授業に出席したことを証明するために、授業の最後に毎回レポートが提出されます。私はそのレポートを読むのが、何よりの楽しみでした。

学生さんはとても素直な感想を、講義をしている私の似顔絵などを添えて文章で書いてくれるのです。それらのレポートからは、「上京して一人暮らしになってからの食事の乱れが自分の不調と関係していたとわかりました」「実家での母親の料理にたいしてとても感謝の念が湧いてきました」「今日からお菓子やジュースをやめます！」などの思いが、どの一枚からも伝わってきました。

これらのレポートを読みながら、準備して授業をして良かったなと思うとともに、若い学生さんたちに栄養の正しい知識を持ってもらうことの重要性を、ますます実感したのです。

【症例4】Eさん／42歳・女性：重度アトピー性皮膚炎

マクロビオティックで一時的に改善したが、その後不調に

Eさんは幼少期からアトピー性皮膚炎と診断され、皮膚科でのステロイド軟膏と保湿剤の塗り薬の治療を28歳まで継続されていました。皮膚は黒ずんで厚くなり、強いステロイド軟膏をほぼ毎日塗らなくては日常生活を送ることが困難になり、アトピーの食事療法を調べたところ、マクロビオティックを知ることになりました。

マクロビオティックは、玄米を主食とし、季節の野菜や海藻類を食べる食事法で、ライフスタイル全体に及ぶ考え方です。有機農法や自然農法による野菜や食品が推奨され、甘味料としては砂糖を使用せず、米飴（こめあめ）・甘酒・甜菜糖（てんさいとう）・メープルシロップなどを用います。肉類や卵、乳製品は使用せず、基本的には魚類も食しません。

Eさんはマクロビオティックを始めたところ、便秘が解消し、太り気味だった体重が徐々

に減少し、皮膚のかゆみも治まりました。弱いステロイド剤に変えてもアトピー性皮膚炎をどうにかコントロールできるようになり、このままマクロビオティックを続ければ、アトピー性皮膚炎が完治するのではと希望を持ったそうです。

ところが、マクロビオティックを始めて6年ほど経過した35歳のころ、月経が来なくなってしまいました。またとても疲れやすくなり、健康診断でも貧血と診断されるようになり、立ちくらみやめまいなども自覚するようになりました。

貧血を改善させようと、赤身の肉やレバーなどの動物性タンパク質を摂取すると、お腹がパンパンに張ってしまい、ガスも増え便秘がちになったため、肉類は自分の身体に合わないのだろうと確信しました。内科の医師からは、貧血を改善させる目的で鉄剤を処方されたため、服用したところ、激しい腹痛と便秘が起こり、これも継続することができませんでした。

このころになると、マクロビオティックを始めた時期と同じ程度までアトピーの症状は増悪し、さらにめまいや頭痛などの症状が加わり、Eさんはどうしてよいのかわからない状態になっていました。

そんなとき、知人からオーソモレキュラーのことを知り、私のクリニックを受診することになったのでした。

痩せ型にもかかわらず、メタボ状態――タンパク質と脂質が足りない栄養失調

初診時の検査データ【資料3‐8】では、血色素量（ヘモグロビン）と赤血球数が低いため、貧血と診断されます。通常の鉄欠乏性貧血ではMCVは低値になるはずですが、Eさんは高値になっていました。これは6年間のマクロビオティックによって動物性タンパクがほとんど摂取されなかったために、ビタミンB12が不足したことが原因と考えられます（ビタミンB12や葉酸が不足すると、MCVが高値となる大球性貧血となります）。

ビタミンB12は腸内細菌によっても合成され、その一部をヒトが吸収することができるため、マクロビオティックをしてもビタミンB12は不足しないということがいわれますが、実際に玄米菜食やマクロビオティックをしている方々の検査をすると、多くの方でMCVが上昇していて、ビタミンB12の不足を強く疑うことがほとんどです。

肉、魚、卵などを食べるように指示し、お腹が張る場合には消化酵素も併用することにしました。それとともに、ヘム鉄とビタミンB群、ビタミンB12や葉酸のサプリメントもともに摂取してもらいました。

その結果、赤血球数と血色素量が改善し、貧血と診断されないデータになりました。MC

検査項目	初診	6カ月後	12カ月後	基準値（単位）
赤血球数	265	385	410	438 ～ 577(万/μL)
ヘモグロビン	9.9	12.5	13.0	13.6 ～ 18.3 (g/dL)
MCV	110	98	96	83 ～ 101 (fL)
網状赤血球数	21	15	11	4 ～ 19 (‰)
総コレステロール	168	181	228	120 ～ 219 (mg/dL)
HDL コレステロール	32	54	64	40 ～ 95 (mg/dL)
中性脂肪	188	62	75	30 ～ 149 (mg/dL)

【資料3－8】Eさん（42歳・女性）の1年間の血液検査データの変化

Vは鉄の補充によって本来は上昇する項目ですが、動物性タンパク摂取の再開とビタミンB12のサプリメントの効果で、ここでは徐々に適正な値まで低下しています。

コレステロールなどの検査結果も興味深い推移を示しています。初診時は、善玉コレステロールといわれるＨＤＬコレステロールが低値で、中性脂肪が高値になっています。これはメタボリックシンドロームの診断基準にもあてはまる脂質異常症（高脂血症）の状態です。

通常ではこのようなＨＤＬコレステロールと中性脂肪のバランスでは、内臓脂肪が蓄積した肥満体型であり、インスリン抵抗性が形成され、糖尿病の一歩手前という判断になります。しかし、EさんはBMI17・2と痩せ型であり、低カロリーのマクロビオティックを長期間実践されてきた方です。にもかかわらず、脂質代謝に関係する検査データでは、メタボ状態でした。

Eさんには動物性タンパクを増やすこととともに、糖質制限食も指導しました。また、そのような食事でさらに体重が減ってしまわないように、脂質も積極的に摂るように指導しました。つまり、脂身のついた肉を積極的に食べること、野菜サラダにはマヨネーズを多めに使ったり、ココナッツオイルを料理や飲み物に入れたりすることを指導したのです。

すると、そのような（タンパク質・脂質の多い）食事の指導にもかかわらず、検査データでは、中性脂肪が減少し、HDLコレステロールが上昇するという理想的な結果が得られました。

総コレステロールは、オーソモレキュラーを始めてから徐々に上昇しています。1年後の検査では、コレステロールは基準値を超えてしまいました。しかし、HDLコレステロールが上昇しながらの、この程度の総コレステロールの上昇は、オーソモレキュラー的にはなんの問題も指摘することはありません。

コレステロールの重要な働き――ホルモン、細胞膜、赤血球膜……

コレステロールほど誤解されている検査項目はありません。とにかく高値が悪で、低ければ低いほど良いと思われています。しかし、それは間違いです。

私たちの身体では、コレステロールは重要な働きをしています。たとえば、女性ホルモンなどの性ホルモンの材料、ストレスに抵抗したり、アトピーや喘息（ぜんそく）のような慢性の炎症を抑えるために必要なコルチゾールというホルモンの材料、そして私たちの身体を構成している60兆個の細胞一つ一つを保っている細胞膜の材料にもなるのです。

特に赤血球は、その複雑な形を維持するためにコレステロールが他の細胞よりも多く必要で、赤血球には核がないため、膜に必要なコレステロールは全て血液中のコレステロールからもらわなくてはなりません。そのため、コレステロールが低めのときには、赤血球膜のコレステロールが減り、膜の強度が下がってしまいます。その結果として赤血球が壊れやすくなり、検査データとしては網状（もうじょう）赤血球数が上昇することになります。

Eさんはオーソモレキュラーを始めてから徐々にコレステロール値が上昇し、赤血球の膜にも必要なコレステロールが供給されるようになったのではないでしょうか？　検査をするたびに網状赤血球数が低下し、理想的な値になりました。赤血球が丈夫になり、身体中に酸素をしっかりと運搬できる状態になってきたのです。

2回目の検査を受けた半年後には、すでにめまいや頭痛などはなくなり、散歩などの外出も楽しめるようになっています。乳房が張る感覚が出てきて月経も再開し、12カ月後には順調に月経が来るようになりました。この改善も、コレステロールが適切な値に上昇したことで、女性ホルモンを合成する能力が上がったことが理由かもしれません。

アトピー性皮膚炎の改善にもコレステロールは大切

アトピー性皮膚炎については、6カ月を過ぎたころから急に改善を実感するようになりました。夜間に寝ているときのかゆみが激減したというのです。寝ているときのかゆみの変化がなぜわかるのか……それは起きたときのパジャマの汚れ方や、シーツについている血液が減ったことでわかるのだそうです。

以前は、かゆみをともなう湿疹の部位では、皮膚のほてり感がなかなか治りませんでした。しかしオーソモレキュラーを始めて1年を経過したころから、かゆみやほてりがひどくなることがあるものの、自然と改善し、特に保湿剤やステロイド剤が不要になりました。

私自身の経験からも、オーソモレキュラーはとにかく継続することが一番大切だと思います。Eさんも治療から6カ月までの期間は、いわゆる貧血症状の改善は実感されていたものの、アトピー症状については顕著な改善はありませんでした。それにもかかわらず、コツコツと食事の注意を実践され、必要なサプリメントを摂取されました。

Eさんは4年経過したいまでも、年に1～2回のオーソモレキュラーの血液検査を受けられ、可能な範囲でのサプリメントも継続されています。初診時と比較すると別人のようなきれいな肌になられ、疲れにくくなり、頭痛も改善。さらには月経も順調に継続されており、マクロビオティック時代の友人からも「元気そうになった」と驚かれるそうです。

【症例5】溝口徹／53歳・男性：アトピー性皮膚炎、花粉症、肥満

子ども時代から続いたアトピー性皮膚炎――手放せなかったステロイド軟膏

ここで恥ずかしながら、私自身のオーソモレキュラーの経過をお伝えすることにします。

本の冒頭で説明した通り、私自身は、妻の原因不明のめまいの治療法を探しているときに、

オーソモレキュラーを知ることになりました。妻のめまいの改善経過を目の当たりにした私は、クリニックを訪れてくれる患者さんに応用する前に、まずは自分でも試さなくてはと思い、すぐに検査をしました。

オーソモレキュラーでどのような症状や病気が良くなるのか、全く経験も知識もありませんでしたが、その当時、自分が感じていた症状には、アトピー性皮膚炎と花粉症、そしてすぐに太ってしまうという体質の問題がありました。

記憶があるときにはすでにアトピー性皮膚炎だったので、自分の皮膚はこんなものだ……という漠然とした認識がありました。小学校時代には、顔や首筋と、肘や膝の内側が特に症状がひどく、汗をかくと首や肘がかゆくてかきむしり、いつもかさぶたができていました。

そのため、夏でも木綿で襟のある長袖のシャツを着て、薄手の長ズボンをはいているのが普通でした。小学校では体育の時間には皆、体操着に着替えます。6月からは強制的に半袖半ズボンの体操着になるのですが、小学生だった自分には、その時間がとにかく苦痛で、地獄のように感じました。

つまり、象のようになっている首や肘、膝を、襟なし半袖半ズボンの体操着ではあらわにしなくてはならないからです。いじめるつもりがなくても、友達の何気ない言葉に傷つき、

「早く寒くなって、体育の時間もジャージが着れるようになればいいのに……」と思っていたものです。

あの当時はアトピー性皮膚炎の子どもは珍しく、アトピーという名前が使われ始めた初期のころでした。中学生になれば治るよと言われていましたが、中学生になっても治らず、次には成人する前には治ると言われましたが、やはり治らず、そのまま大学生になり、医師になってしまいました。

子どものころに母親が、薬局で「アトピー性皮膚炎がとても良くなる」と言われ購入してきた軟膏が、薬局でも手に入る強いステロイド軟膏でした。ひどくなるとその軟膏を塗って、症状を抑えることを繰り返してきたため、医師になってもアトピーの増悪時にはステロイド軟膏は手放すことができず、いつのころからか常に、診察室の机の引き出しには自分用の最強のステロイド軟膏が常備されていました。

医師になって増悪した花粉症も、オーソモレキュラーによりほぼ完治

花粉症は小学校2年生から始まったと思います。小学校3年生の春には「春季カタル」という病名に診断され、耳鼻科に毎日通っていました。当時はスギ花粉症という病名が一般的でなく、春の季節になると目や鼻の粘膜に症状が出るため、春季カタルといわれていました。

こちらの症状も一進一退を繰り返していたのですが、花粉症については明らかに、医師になってから急激に増悪した記憶があります。いま思えば、頻繁な当直によって生活リズムが乱れ、それにともない食事もかなり糖質に偏っていたのでしょう。

医師になってからは、花粉の季節には抗ヒスタミン剤とステロイドの点鼻・点眼、さらに症状がひどいときにはステロイドの内服薬も使っていました。それでもピークの季節には、顔を下に向けるだけで、サラサラの水のような鼻水がしたたり落ちるようなこともありました。

最強のステロイド軟膏を使っていたアトピー性皮膚炎も、ときにステロイドの内服をしなくてはならない花粉症も、実はその当時の自分にとっては「あたりまえのこと」で、特に積極的に問題とは認識していませんでした。

まさにそのようなときに、オーソモレキュラーに出会うことになり、「自分の患者さんに応用する前に、自分で体験しておこう」というくらいの気持ちで検査をし、治療を始めたのです。

実はこの考え方は、いまでも重要視しています。オーソモレキュラーは、食事の変更やサプリメントの使用なので、基本的には身体に優しく副作用も少ない治療法です。それでも、新しい検査方法を知ったときには、まず自分がその検査を受ける実験台になります。

新しいサプリメントを治療に使用するかどうかも、まず自分が服用し、効果があるかどうかを確かめます。その後、クリニックのスタッフにも検査やサプリメントの試用に協力してもらってデータを集め、問題がなく、かつ効果があることを確認しています。

そしてさらに次の段階としては、長年この治療を継続してくれている患者さんにご協力をお願いし、採用予定のサプリメントをお飲みいただいたうえで、症状と検査データの変化を観察させていただきます。そこで効果を確認し、副作用がないことを確かめてから、やっと患者さんへ提供するサプリメントとして選択するようにしています。

さて、私自身へのオーソモレキュラー療法の適用によって、私のアトピー性皮膚炎や花粉症は、どのような経過となったでしょうか？

自分的には、ほぼ完治です。どの程度の状態を完治といっているかというと、アトピー性皮膚炎については、不摂生（ふせっせい）が重なると右の首筋にかゆみやほてりが生じ、触ると厚ぼったくなり、明らかにアトピーの変化が生じます。それでも、食事を見なおし、亜鉛やＤＨＡなどのサプリメントを増やすことで徐々に皮膚が改善します。

つまり、かゆくて仕方ないとか、ステロイド軟膏を使わなくてはならないというレベルまで悪くなることがなく、食事とサプリメントの変更で治癒する状態になっており、この状態を自分では完治としています。

花粉症も同様で、徐々に軽い薬で対応が可能になり、特に花粉症については、ビタミンDの血中濃度を適切な濃度に維持することによって劇的に改善しました。2年前からは、朝のニュースで「今日は花粉がひどい」という情報が流れても、花粉が飛んでいることすら気がつかなくなりました。もちろんマスクも眼鏡もなしです。

自分自身で体感した、継続することの大切さ

振り返ると、アトピー性皮膚炎も花粉症も、前の年と比較すれば、必ず改善していたのです。それが毎年、毎年なのです。

もちろん、初期には、とても良くなった感覚があっても、途中は一進一退のことがあります。それでも振り返れば、前年の同じ時期と比較すると、毎年必ず改善しているのです。

オーソモレキュラーの外来をやっていると、患者さんから「いつまでこの食事を続けて、サプリメントを摂らないとならないのですか?」と質問されます。

その質問には、いつも決まった答えがあります。それは「患者さんが、どこにゴールを設定しているかによって異なります」ということなのです。

とにかくつらい症状にたいして、「薬を使っていてもよい」というレベルをゴールにするのであれば、その状態が達成できたらオーソモレキュラーをやめればよいでしょう。あるいは、「薬を使わないで自然に眠れて、朝スッキリ起きられる」ということがゴールであれば、そのゴールまで継続されるとよいでしょう。

そしてまた、「オーソモレキュラーは継続することによって、毎年毎年きっと新しい改善を発見することができる治療法である」ということも伝えることがあります。それは、自分のアトピーや花粉症の経過から、自信を持って伝えることができるのです。

そしてさらに、「期待していなかった効果を発見することができる治療法です」と付け加えることもあります。自分としましては、とにかく風邪をひかなくなりました。いまでも週1日は、普通の内科の外来を担当しているので、冬には多くのインフルエンザの患者さんの診察をしていますが、予防注射などしなくても、全く感染する気がしないのです。ここ数年熱を出したこともありません。

そしてまた、毎年3～5kg体重が増え、厳しいカロリー制限でダイエットを繰り返していた体質も、糖質制限食とオーソモレキュラーによって、いまではサイズは全く変わりません。毎年同じズボンをはくことができるのです。

これらは、オーソモレキュラーを始めたときには期待した効果ではありませんでした。でも、いまの状態になっていることは、自分とするととても嬉しいことなのです。

3～4年前から、「先生はきれいな肌をしていますね」と言われるようになったのですが、かつてアトピーの皮膚についていろいろと言われて傷ついていた自分にとって、「肌がきれい」などと言われるようになるとは、全く想像もしていなかった嬉しい経験です。

同じように患者さんから改善の経過を聞くことは、本当に嬉しいことで、医者になってオーソモレキュラーに関わるようになって、本当に良かったと感じる瞬間です。この体験を患者さんからいただけることが、いまの自分の活動の原動力になっていることが明確なのです。

◇オーソモレキュラーを実践するときのポイント
・自分のゴールを明確にしておこう。
・期待した改善だけでなくおまけの改善がある。
・継続すると、期待した以上の効果がきっと得られる。

オーソモレキュラーにおける鉄の重要性

さて、ここまで、発達障害のお子さん、成人のアトピー性皮膚炎の患者さん、不安などの精神症状の患者さん、そして恥ずかしながらアトピーと花粉症に悩んでいた自らの経緯などを紹介しました。

これらの患者さんで、「鉄代謝」を適正化するという治療が共通していることに気がつかれたでしょうか？

通常であれば、「鉄欠乏性貧血」と診断された女性の患者さんだけに行なわれる鉄代謝の適正化は、実はオーソモレキュラーでは、非常に重要なアプローチになります。

ここで、なぜ鉄代謝の補正が、多くの病態や症状の改善に必要で有効な治療法であるのか、そしてまた、鉄の補充の際に注意すべき点について、説明したいと思います。

鉄を奪い合う生物たち

鉄の重要性について話をする場合には、まずは地球誕生の歴史から触れることが必要になります。

宇宙には鉄が大量に存在しており、太陽の周りに存在していた鉄を含んだ宇宙の塵が、太陽の赤道面に円盤状に集まり、多くの惑星が誕生しました。

私たちの地球は、こうして生まれた太陽の惑星のうちの一つで、46億年前に誕生しました。そのため、地球を形成する物質の重量比で見ると、実に総重量の34・6％を鉄が占めています。つまり地球は鉄の塊であり、地球上の生物は本来、鉄の不足に悩む必要はありませんでした。

地球が誕生した当初は、大気中の酸素分圧（流体の体積あたりの酸素量）が低かったため、地球上の鉄は2価の鉄イオン（Fe^{2+}）として多くが存在していました。そのため、多くの生き物の祖先は、鉄をFe^{2+}として利用するように作られました。

ところがその後の地球では、酸素を大量に発生するシアノバクテリアが異常発生し、酸素分圧が上昇してしまいました。その結果として、多くの鉄が酸化されてFe^{3+}となります。この3価の鉄イオンは、生物にとっては吸収しづらいもので、地球上には鉄があふれているにもかかわらず、生物は鉄欠乏の危険にさらされることになってしまったのです。

そのため地球上の生き物は、動物だけでなく植物も、さらには細菌も、鉄の不足に直面することになり、鉄の奪い合いをしながら生き延びて、子孫を増やしています。

たとえば土の中では、植物の根と土壌中の細菌が、鉄の奪い合いを繰り広げています。私たち人間の身体を振り返ってみても、腸内細菌と私たちの身体は、鉄の奪い合いをしながら共存しているのです。

補充にはヘム鉄が適している理由

常に鉄欠乏の危険にさらされてきた人類は、他の生き物が蓄（たくわ）えた吸収しやすい形の鉄を、食物を通して吸収するために、鉄の輸送体を腸に備えて、鉄欠乏に対抗することにしました。つまり、動物性タンパク質に含まれているヘム鉄（２価鉄）を、ヘム輸送体（＝ヘムトランスポーター、ＨＣＰ－１）という固有の特別なタンパク質を通して吸収し、鉄欠乏を回避する術（すべ）を身に付けたのです。

ところが、たった１万年前に、農耕による食材の供給と定住が始まりました。それまで狩猟採取によって食材を得て生活していた状況から、食物事情は一変し、ヘム鉄（動物性タンパク質に含まれる）の供給量が激減することになってしまったのです。つまり農耕生活を行なうことによって、鉄不足は人類が共通して直面する栄養障害になってしまったのです。

ここまで読むと、鉄の補充の際に、なぜ、野菜や穀物などに多く含まれる非ヘム鉄（３価鉄）よりもヘム鉄のほうが好ましいといわれるかがわかると思います。

ヘム鉄は、先ほどお伝えしたヘム輸送体があるために、人の腸管からは効率よく吸収できるのですが、腸内にいる悪玉菌は、非ヘム鉄を好んで利用します。吸収できなかった非ヘム鉄が腸内にあふれると、悪玉菌がその鉄を吸収し、悪性度をアップさせてしまうため、通常の鉄剤（非ヘム鉄）の服用を続けると、便秘や下痢、嘔気などの消化器症状が生じてしまうのです。

地球の長い歴史の経緯から見ても、鉄不足の改善や鉄代謝を適正化するためには、非ヘム鉄ではなく、ヘム鉄を用いることの重要性を、理解していただけるものと思います。

鉄は活性酸素を消去する機能にも関係している

鉄については、悪玉菌を活性化させることとともに、活性酸素を発生させる危険性があるため、鉄の補充を行なうべきではないという考えもあります。

しかし、体内にある鉄の多くは、鉄と特異的に結合するトランスフェリンというタンパク質やラクトフェリンという糖タンパク質と結合していたり、構造的に安定しているヘム鉄として存在しているため、活性酸素の発生源にはなりません。

とはいえ、一部の鉄イオンとして存在している鉄が、活性酸素の発生源になる可能性があります。鉄イオンとして存在する鉄の量は厳密に調整されているのですが、タンパク質代謝が極度に低下しているときには、鉄結合タンパクの許容量を超えて鉄イオンが増えてしまい、活性酸素の発生源になることもあり得ます。

こうした状況は、鉄剤の経口摂取によって起こるものではなく、鉄剤の注射や輸血によって起こるものです。ですから、鉄は欠乏が重度であっても、できる限り食材やサプリメントなどを用いて経口摂取することが重要なのです。

先ほども書きましたように、インターネットなどの情報では、鉄は活性酸素を発生させるため危険であると指摘されることが多く見られますが、実際には活性酸素を消去する機能にも深く関係しています。

体内で発生した活性酸素のうち、スーパーオキサイドは毒性が高く、直ちに消去する必要があります。このスーパーオキサイドを消去する酵素が、ＳＯＤ（スーパーオキサイドジスムターゼ）です。ＳＯＤは亜鉛や銅と結合するCu／Zn－ＳＯＤや、マンガンと結合しているMn－ＳＯＤが有名ですが、鉄と結合するFe－ＳＯＤも存在します。つまり、鉄が不足してしまうとＳＯＤ活性が低下してしまい、スーパーオキサイドが消去できなくなります。

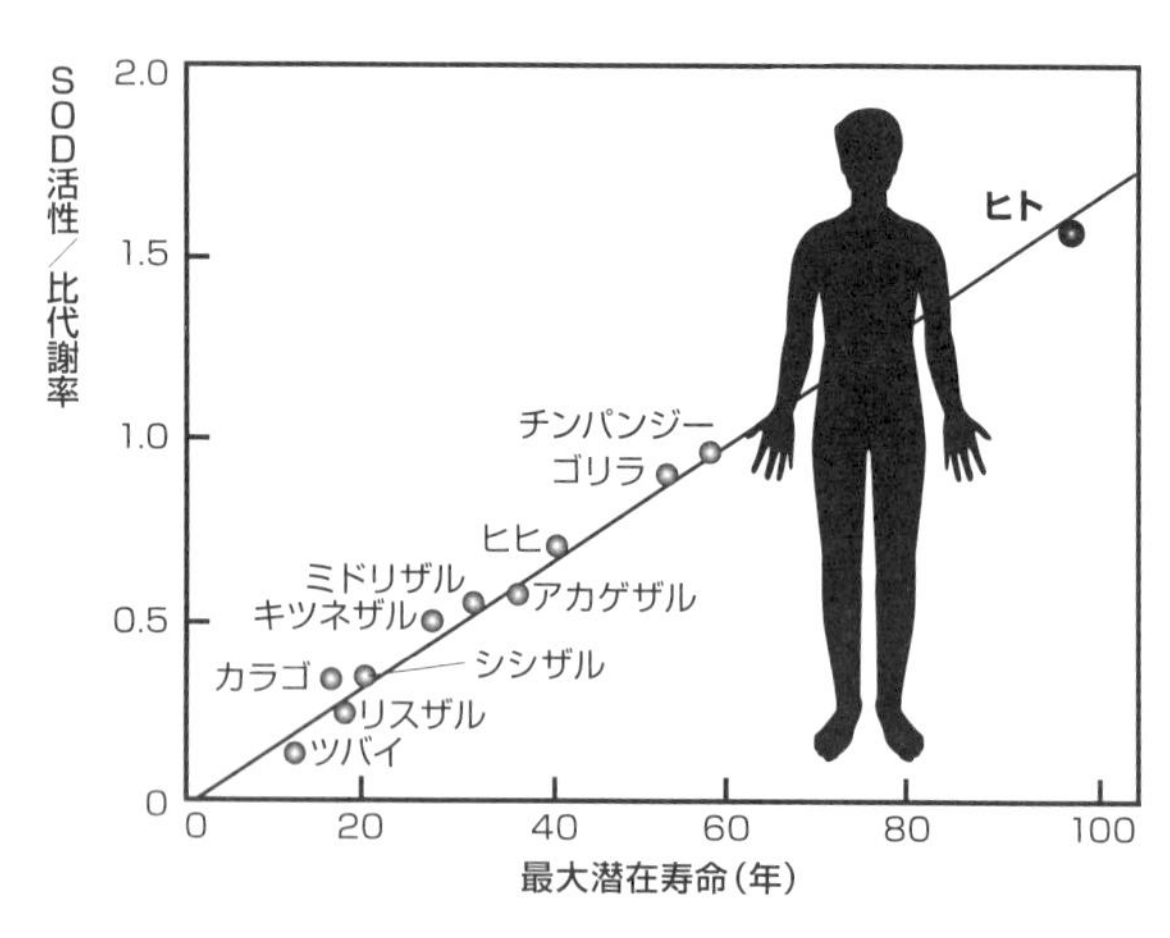

【資料3－9】霊長類のSOD活性と最大寿命
［桜井弘著『金属は人体になぜ必要か』（講談社ブルーバックス）より］

また毒性の高いスーパーオキサイドは、SODによって毒性の低い過酸化水素（H_2O_2）に変換されるのですが、過酸化水素はヘム鉄を含んだカタラーゼという酵素によって消去され、無毒化されるのです。つまり、鉄は活性酸素を消去する複数の反応において必須の分子なのです。

Fe-SODを含んだSOD活性が高い種は、寿命が長いことが知られており（【資料3-9】『金属は人体になぜ必要か』桜井弘著、講談社ブルーバックス）、ヒトが他の類人猿と比較して長寿であることを説明できる根拠の一つになっています。

オーソモレキュラーでは、炎症のコントロールが大変重要なアプローチになります。この考え方は、体内の酸化ストレスを軽減することと共通するものであり、活性酸素の消去系を強化し、体内の活性酸素（フリーラジカル）の影響をできるだけ小さくすることが、タンパク質代謝を円滑にし、老化を防ぎ、病態を改善させ、症状の軽減につながるのです。

　そのために、鉄代謝の改善が必須であることをご理解いただけたものと思いますが、前述したように、鉄の補充は、本来備わっているヘム鉄を輸送するＨＣＰ－１を主に利用し、Fe^{2+}などの２価の金属イオンを吸収する経路であるＤＭＴ－１と合わせて効率よく体内に取り込むことが重要です。

　鉄はヘモグロビンによる酸素運搬、チトクローム酵素によるＡＴＰ産生や解毒作用、活性酸素の消去、さらには前に記述したように、感情や睡眠に関係する神経伝達物質の合成などにも必要であり、まさに人の生命活動の根幹に関わる重要な分子です。正しく理解して評価され、利用されることを強く願うのです。

小腸はゴッドハンド――栄養吸収の主役で、鉄の吸収も調節してくれる

　サプリメントは基本的に、食材に含まれている栄養素が原材料なので、主に小腸から吸収されます。小腸は「ゴッドハンド」ともいわれるように、吸収する栄養素の量を調節する驚

くべき能力を持っています。

つまり、不足していて需要が高い栄養素は吸収効率を上げ、体内で十分量が貯蔵されているような栄養素については、吸収効率を下げて過剰にならないように調節しているのです。

多くの栄養素について、小腸のこのゴッドハンドが機能しているのですが、鉄の吸収もまた、小腸が主な調節器官になります。

多くのミネラルは、小腸での吸収による調節と、腎臓からの排泄によって、体内量が厳密に調節されています。ところが鉄に関しては、腎臓からの排泄経路がなく、一度身体に取り込まれた鉄を積極的に排泄する経路が存在していません。

そのため、小腸の粘膜が、体内の鉄貯蔵量が少ないときには食材からの吸収率を高め、鉄貯蔵量が多くなると徐々に吸収を抑制し、貯蔵が満たされると食材からの鉄は1㎎たりとも吸収しなくなります。

実際に1998年、オーソモレキュラーに出会ったときの私の貯蔵鉄量を示す血清フェリチン値は、77ng／mLであり、成人男性とするとやや低値でした。

そこで動物性の食材に含まれている鉄の形態であるヘム鉄を原料としたサプリメントの服用を始めました。すると徐々に血清フェリチンは上昇し、約1年で160ng／mLになり、疲労感の軽減や肌の炎症時のかゆみの軽減などを実感していました。

　さらにその後もヘム鉄の服用を継続すると、徐々に便が黒色に変化したのです。これは、サプリメントで摂取したヘム鉄の一部が、吸収されずに便へ排泄されたことを意味します。そこで私は、それまで１日３カプセルだったヘム鉄の服用量を、１日１カプセルへ減量し、しばらく継続しました。

　すると、血液検査で血清フェリチンが250ng／mLを超えたころから、ヘム鉄１カプセルでも便が黒色になり、血清フェリチンが280ng／mLを超えると、全くフェリチンが増えなくなったのです。つまり私の状態では、貯蔵鉄が飽和され、鉄の吸収を小腸がストップしてくれたことがわかりました。

フェリチンの数値だけを見ることの危険性

　鉄欠乏を診断する際に、血清フェリチンは、通常の場合には貯蔵鉄量を反映してくれる血液検査の項目です。フェリチンというのは、内部に鉄を貯蔵することができるタンパク質で、腸管粘膜、肝臓、脾臓（ひぞう）など全身の臓器に分泌し、鉄不足に備えています。

　このフェリチンの数値ですが、肝臓や腸などの炎症や、ときにがんを患っているときにも上昇してしまいます。つまり炎症やがんが存在すると、フェリチンは貯蔵鉄を反映しない検査結果を示すようになります。

私の場合には、標準体重を維持し、普段お酒を飲む習慣はありませんし、糖質制限の食事を継続しているため、脂肪肝などの肝臓の炎症は否定されますので、フェリチン値は素直に貯蔵鉄量を反映するものと判断できます。

これまでの報告では、貯蔵鉄は男女とも、成人ではおよそ１０００㎎で飽和されることが知られています。１０００㎎の貯蔵鉄に相当するフェリチン値（貯蔵先の臓器や組織から一定の割合で血液中に漏れ出しているのが血液検査で測定できるフェリチン値です）は個人差がとても大きく、80～300ng／mLとされています。

つまりフェリチンが300ng／mLを超える検査結果である場合や、その他の関連項目によって鉄不足が明らかであるにもかかわらずフェリチン値だけが相当しない高い値を示しているときには、フェリチンが300ng／mL以下であっても、炎症などが存在していることを疑う必要があるのです。

私が約８年という期間ヘム鉄を摂取し続けたところ、フェリチンが280ng／mLで飽和され鉄を吸収しなくなったように、本来であれば鉄は、経口摂取している限り、小腸のゴッドハンドによって吸収が抑制され、過剰症になる心配がないというのが常識でした。
ところが、技術の進歩により工業的に合成されたアミノ酸キレート鉄（アミノ酸と強く結合し安定している状態の鉄イオン。フェロケルなど）をサプリメントで摂取すると、人が本来持っている鉄過剰を防ぐためのゴッドハンドの調整が効かない状況になってしまうようです。

最近はインターネットによって多くの情報や商品を手にすることが可能になり、ユーザーによる選択の自由さが広がっています。アミノ酸キレート鉄の普及も、使用方法を間違わなければよいのかもしれませんが、人の身体はフェリチンだけが上昇すれば鉄不足が解消したことにはなりません。このところ、フェリチンだけが異常に高値になっている患者さんの血液検査データを頻繁に見るようになり、心配になってきてしまいました。

先日、インターネットで個人輸入したキレート鉄のサプリメントを服用しているという患者さんが受診され、血液検査を行なったところ、フェリチン値が１０００ng／mLを超えていました。教科書的には、がんの存在を疑う検査結果であり驚きました。

このような場合には、キレート鉄の服用を中止することが必要です。クリニックを受診してくれた、グリシンによるアミノ酸キレート鉄を服用し、フェリチンが異常高値になった患者さんにも、キレート鉄の服用を中止していただき経過を診ていますが、鉄は過剰状態になったときには積極的な排泄経路がないため、フェリチンの正常化にはとても時間がかかっています。

鉄の過剰は、ヘモジデリンという鉄を含んだ色素が歯肉などに沈着したり、時に活性酸素の発生源となることが知られており、多くの副作用が出る可能性があります。

栄養素は、吸収が良いことが身体の負担になることがあります。オーソモレキュラーで重要視している原則である「できるだけCrude（天然のままの）なPrecursor（前駆物質）な形態で」摂取することの重要性をここでも認識します。

また、血液検査データでは鉄代謝を詳細に評価することが可能ですが、フェリチンに偏った判断では鉄代謝の評価を誤ってしまうことになり、これまで紹介した症例（Cさん）のように、継続して鉄の補充が必要であるにもかかわらず不要と判断されたり、必要以上に貯蔵鉄ばかりが増加し体内での鉄利用が低下したままのことも出てくるのです。

キレート鉄はゴッドハンドの調整を無視する

ある患者さんの検査データを紹介しましょう。

この患者さんは34歳の女性で、インターネットから情報収集され、キレート鉄を含め多くのサプリメントを購入し、服用されていました。当院を受診されたのは、その効果を知りたいということと、体調が思わしくないという理由であり、当院での検査を希望されました。

初診時のデータでは、フェリチンが390ng／mLでした。他のデータを見ると、脂肪肝などは否定的であり、さらに血清鉄が122μg／dL、不飽和鉄結合能（ＵＩＢＣ、第６章の検査の部分で詳述）は91μg／dLというデータから、フェリチン値は鉄の過剰を疑うものでした。

小腸の粘膜にもともと存在している鉄吸収のルートを利用していれば、ゴッドハンドの調節によって鉄の過剰が起こることはないはずですが、経口摂取でも、吸収を良くするために改良された合成のキレート鉄では、ゴッドハンドの調整を無視して吸収されてしまったことがわかります。

その後、３カ月間キレート鉄の服用を中止していただき、再検査をしたところ、フェリチンは278ng／mLまで低下していたのですが、血清鉄は104μg／dLで、不飽和鉄結合能は112μg／dLという結果でした。

これらのデータの解釈について、詳しい説明はここでは触れませんが、この期間の月経によって、貯蔵鉄量を示すフェリチンは順調に低下傾向にありますが、患者さんの身体はまだ鉄が過剰状態であると判断できることを示すものなのです。

繰り返しになりますが、鉄は人の身体にとってとても重要なミネラルですが、積極的な排泄ルートを持ちません。そして鉄の過剰は多くの弊害を起こすことが知られており、注意しなくてはならないのです。

身体はもともと、食物からの鉄の供給では過剰になることを想定していなかったため、排泄ルートを作らなかったと想像するのが妥当です。吸収効率ばかりを追い求めて作られたサプリメントが、別の健康被害の原因になる可能性を作ってしまっている例です。

非ヘム鉄の摂りすぎは、他のミネラルの吸収を阻害する——赤身の肉の重要性

鉄の話題のついでに、もう少し基礎的なことを続けたいと思います。

鉄を豊富に含む食材は、ポパイの影響もあり、ほうれん草を思い浮かべる方も多いかもしれません。すでに述べました通り、鉄には、ほうれん草やプルーンなどの、主に植物性の食材に含まれる非ヘム鉄と、赤身の肉やレバーなどの動物性の食材に含まれるヘム鉄がありま す。

合成されたアミノ酸キレート鉄は、ヘム鉄ではなく、強いて分類すれば非ヘム鉄になるの

ですが、自然界に存在する非ヘム鉄とは体内に吸収される経路が異なります。

ヘム鉄は、先にも少し書きましたが、ヘム鉄を主に吸収する専門の輸送経路ＨＣＰ－１（ヘム輸送タンパク１）を介して小腸粘膜へ吸収されます。非ヘム鉄は、鉄だけではなく多くのミネラルの吸収でも使われるＤＭＴ－１（非ヘム鉄輸送体）を介して小腸粘膜へ吸収されます。

ＨＣＰ－１とＤＭＴ－１は、小腸粘膜細胞膜にある輸送体タンパク質であり、細胞内で合成量が調節されています。特に鉄が過剰になると、ＤＭＴ－１はすぐに粘膜細胞膜から細胞内へ内在化され、非ヘム鉄が吸収されることを防ぐように変化します。

ところが実は、ＤＭＴ－１は鉄だけを吸収する輸送体ではないので、鉄の過剰によってＤＭＴ－１の働きが低下すると、他の重要なミネラルの吸収も低下してしまい、鉄以外のミネラル不足の原因を作ってしまいます。

人の腸は、基本的には鉄をヘム鉄として吸収するように作られていると考えられており、非ヘム鉄の補充によって他のミネラルバランスを崩さないようすることが重要です。

さらに先にも述べたアミノ酸キレート鉄は、もともと自然界に存在しない形態であり、これらの輸送体による調節が及ばない経路で吸収されることが、最近になりようやくわかってきました。

　この点から考えると、動物性タンパクの代表である赤身の肉が、非常に大切な食材であることを理解することができると思います。

　ポーリング博士は、常に少し多めの栄養素を経口摂取し、あとはゴッドハンドである腸の吸収に任せることが大切であることを、いつも強調されていたそうです。これも、摂取するサプリメントが基本的に食材に含まれている形態であることが前提なのです。

＊7　Effects of a restricted elimination diet on the behaviour of children with attention-deficit hyperactivity disorder (INCA study): a randomised controlled trial. *The Lancet*, Volume 377, Issue 9764, Pages 494 - 503, 5 February 2011

第4章　オーソモレキュラーにおける食事

ある人の、その時点での「最適な食事」＝オーソフードバランス

オーソモレキュラーでは、人の身体が本来持っている治癒力を最大限に活用し、がんも含めた多くの疾患や症状を改善させるために、「最適な食事」へ変更することは必須事項です。

ここでいう「最適な食事」とは、一般的にいわれている身体に良い食事でもなく、バランスの良い食事でもありません。

さらにいうと、ある方にとってオーソモレキュラー的に「最適な食事」であったとしても、

別の方にとっては決して「最適な食事」ではありません。

また、ある人にとって、現在は「最適な食事」であっても、それがこの先も常に「最適な食事」であるとは限りません。

つまり、「最適な食事」とは、ある時期のその人にとって、最も適した食事ということになります。

個人差や、その時々の消化吸収の状態を考慮した「最適な食事のバランス」＝「オーソフードバランス」を探すことが重要です。

このように、個人差があり、同じ個人でも、そのときの身体の状態や健康レベルによって異なる「オーソフードバランス」ですが、共通する総論的なポイントがあります。それは次の通りです。

○病態や症状を改善させたり、アンチエイジングや理想的な健康状態を目指すためには、十分なカロリーが必要である。
○重要な栄養素はタンパク質で、その必要量は、従来考えられていたよりも多い。
○脂質は、脂肪酸の特徴を理解し、応用する。

○ビタミンとミネラルは、必要十分量を満たす。
○糖質は、血糖値の変動と、インスリン分泌のコントロールを重視する。

この章では、オーソフードバランスのポイントとして、特にお伝えしたいことを、順に見ていきましょう。

（1）カロリーの重要性

高カロリーの場合にタンパク質の利用効率が上がる

私たちが生きているということについては、いろいろな定義が成り立ちます。

その中でも根本的な現象（定義）としては、「細胞がＡＴＰを産生していること」があげられます。

「細胞でＡＴＰが作られている→細胞が活動している→個体が生きている」と言い換えるこ

とができるのです。

ＡＴＰとは「アデノシン三リン酸」(adenosine triphosphate) のことで、私たちの身体や脳の活動に必要なエネルギーの基となる物質です。

糖質、脂質、タンパク質は、ＡＴＰの供給源になるため、「三大栄養素」と呼ばれることがあります。ＡＴＰは私たちが生きていくためには必要不可欠であるため、常に三大栄養素から作られ続けます。

もし食事からのカロリーが不足すれば、私たちの身体に蓄えられている糖質、脂質、タンパク質が消費（異化）され、体重が減ることになります。

また、食事に含まれる三大栄養素のバランスも問題になります。オーソモレキュラーでは、病気や症状を改善させるために、タンパク質の代謝を円滑にすることを重要視していますが、実は摂取カロリーの高低によって、食事に含まれるタンパク質の利用効率が大きく異なるのです【資料４‐１】。

同じ量のタンパク質を摂ったときには、高カロリーのほうがタンパク質の利用率が高いことがわかっています。つまり、食事全体でカロリーを多く摂っている人のほうが、同じ窒素量の場合にはその利用率が高いということです。

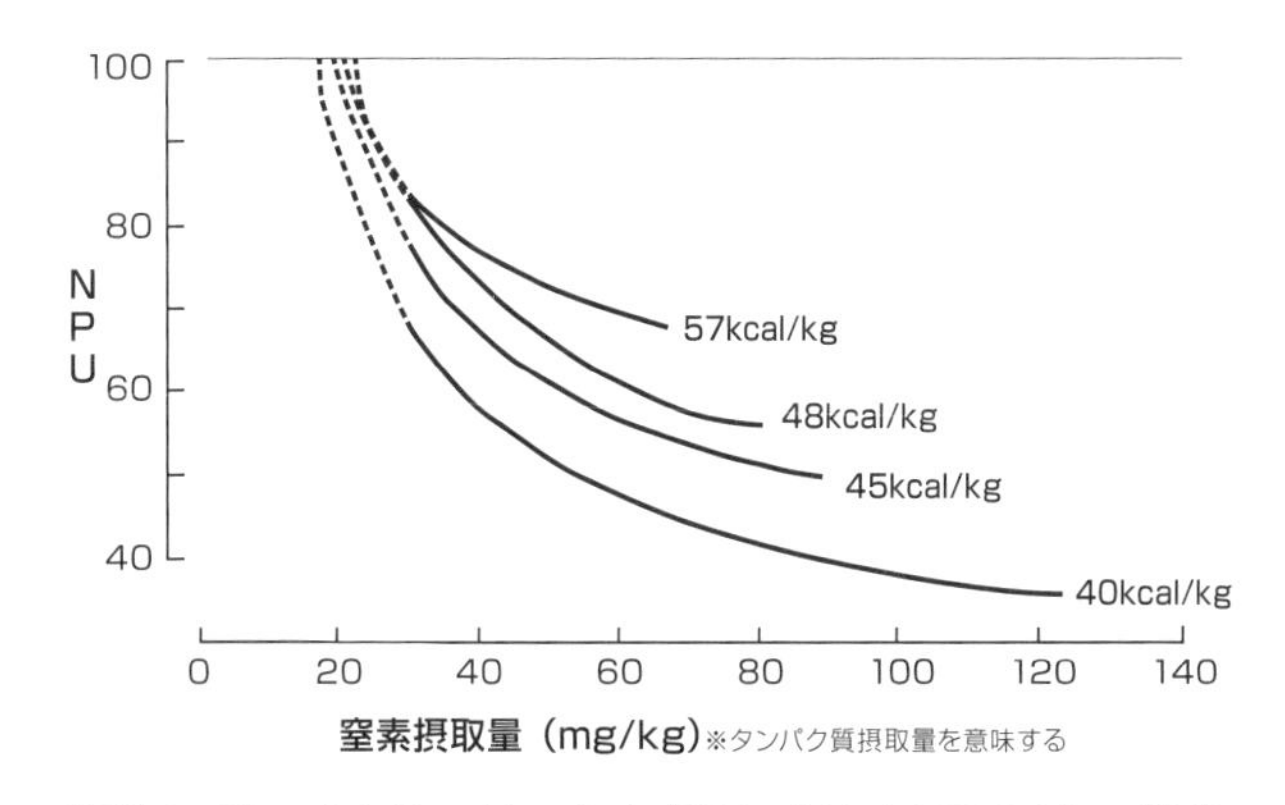

【資料4－1】エネルギー（カロリー）摂取レベルにおける正味タンパク質利用効率（NPU）［Kishi et al., J. Nutr., 108, 658 (1978)］

NPU（正味タンパク質利用効率）とは、摂取したタンパク質（窒素）のどれだけの割合が身体のタンパク質（窒素）として保持されたかを表す。同じタンパク質摂取量の場合には、摂取カロリーが高いときほど利用効率がよい。

　ですから、摂取したタンパク質を有効に利用させるためには、タンパク質以外の栄養素からのカロリー供給を工夫することが重要になります。つまり糖質か脂質からのカロリー供給によって、タンパク質の利用効率が異なります。

　また、カロリーと栄養素の利用率については、タンパク質だけではありません。

　健康と栄養に関する情報があふれているため、多くの方々が、身体にとってとても大切なｎ－３系の脂肪酸を、エゴマ油や亜麻仁油から、さらにはサプリメントとしてＥＰＡ／ＤＨＡを摂るようになりました。これらの重要な脂肪酸も、摂取カロリーが少なかったりバランスが悪い状態では、ＡＴＰ産生に使われてしまい、n‐3系脂肪酸のすばらしい機能を発揮させることができにくくなります。

糖質と脂質の割合をコントロールする

摂取したタンパク質が、病気や症状を改善させるために必要な新しいタンパク質の合成のために有効利用され、また有益な脂肪酸を身体で十分に効果的に作用させるためには、どうしたらよいのでしょうか？

そのためには、糖質と脂質からのカロリー供給を、オーソモレキュラー的にコントロールすることが重要になります。

糖質と脂質のどちらを、どの程度の割合でカロリー源として供給するのがベストバランスなのか、ということには、おそらく決まった答えはありません。ここでも、「目的は何なのか？」、そして「そのときの代謝の状態はどの程度なのか？」など、多くの条件によって答えは異なるのです。

細胞内でATPを作り出すためには、TCAサイクル【資料4‐2】という生化学反応の回路をグルグル回すことがとても大切です。

TCAサイクルの出発点は、アセチルCoAとオキサロ酢酸になります。

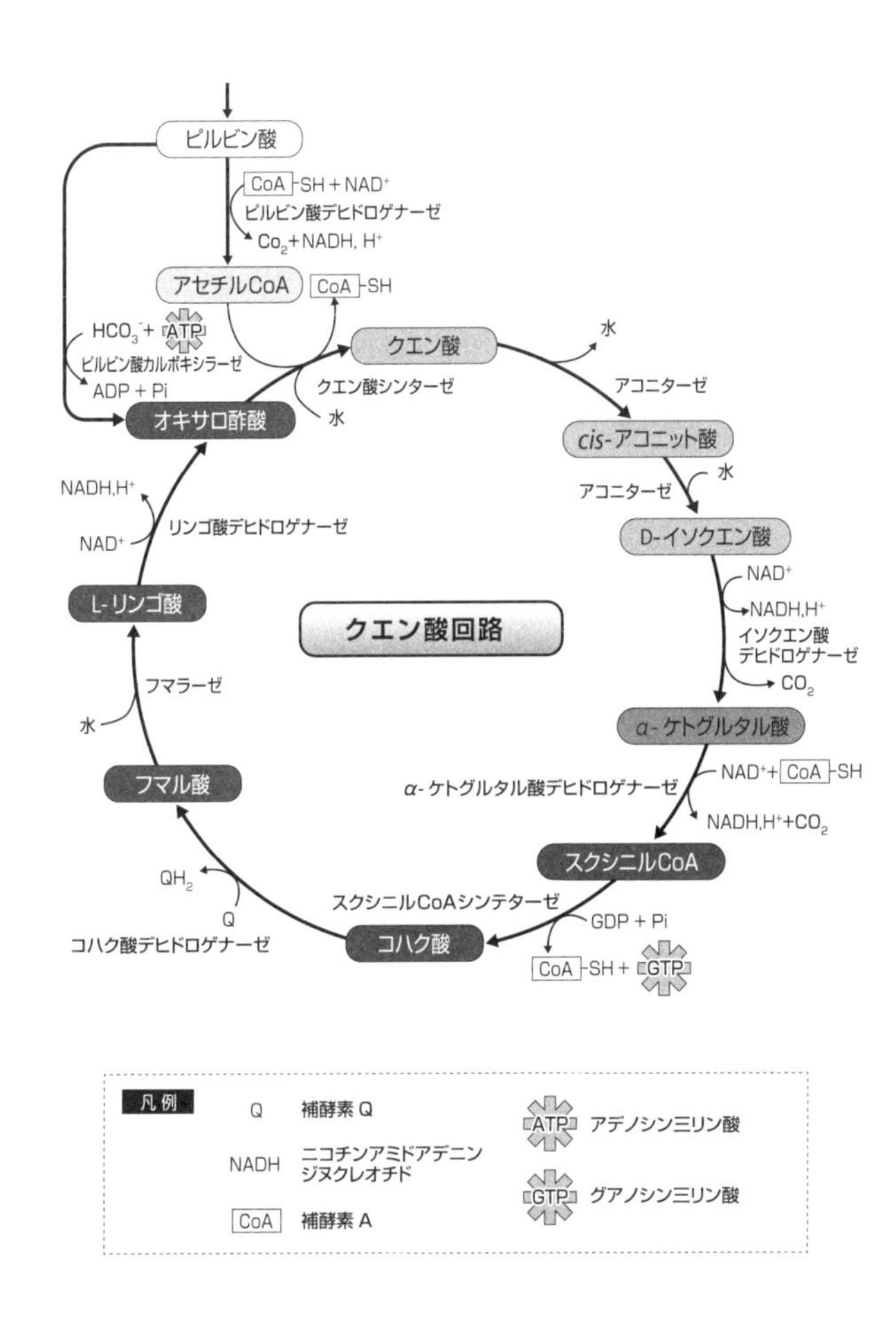

【資料４－２】細胞内でＡＴＰを作り出すクエン酸回路（ＴＣＡサイクル）

アセチルＣｏＡは、脂肪酸のβ酸化という過程で、脂質から円滑に供給することができますが、オキサロ酢酸は、アミノ酸代謝からの供給か、糖質代謝によって生じるピルビン酸が必要になります。

オーソモレキュラーでは、タンパク質をＡＴＰ産生に使わせないようにすることがポイントなので、生命活動に必要なＡＴＰを効率よく作り出すＴＣＡサイクルを回転させるために、糖質由来のピルビン酸が必要な状態である患者さんも多くいるのが現状です。

もしそのような状態の患者さんが、糖質制限食を急激に行なってしまうと、電池が切れたように身体も頭も動かなくなってしまうことになります。しかし、次第に状態が良くなってくると、ＴＣＡサイクルは円滑にグルグルと回り出し、糖質由来のピルビン酸供給の必要が減少し、糖質の摂取状況に左右されない身体になるのです。

糖質制限食の有効性が認知されるに従い、同時に、糖質制限食の是非が活発に議論されるようになりました。この議論も、オーソモレキュラー的に考えれば、答えは導き出されるでしょう。

ＴＣＡサイクルを回せない状態の方には、出発点としての糖質供給が必要になり、状態が良ければ不要とみなします。

カロリーとは異なる分野になりますが、糖質摂取には常に、インスリンの分泌が関係します。筋肉量を増やすことを目的にしているような状態の場合には、糖質摂取によって分泌されるインスリンのタンパク質合成作用を利用することで、効率良く筋肉を増やすことも可能になるでしょう。

◇オーソモレキュラーにおけるカロリーの考え方のポイント
・生命活動のために必要なエネルギーはＡＴＰから作られる。
・三大栄養素の最も重要な意義はＡＴＰの材料を供給すること。
・総摂取カロリーが少ないとタンパク質もＡＴＰの材料として消費されてしまい、オーソモレキュラーの効果が得られにくくなる。
・ミトコンドリアのＴＣＡサイクルは多くのＡＴＰを産生する工場である。
・ＴＣＡサイクルを回すためには糖質が必要な状態の人がいる。
・ビタミンＢ群はＴＣＡサイクルのあらゆる反応に関係する。

（2）タンパク質について

ホメオスタシスのために重要

私たちの身体は常に異化と同化（スクラップ&ビルド）を繰り返しながら、常に細胞を新しいものに作り替えることによって組織や臓器の形態を維持し、機能を維持向上させようとしています。そして、常にスクラップ&ビルドが行なわれているにもかかわらず、昨日と今日の私は見た目が変わりません。

このような反応を「動的平衡（へいこう）」と呼び、これが常に行なわれていることが生きているという一つの条件で、ホメオスタシス（恒常性）と呼ばれることもあります。

つまり、オーソモレキュラー的には、機能が低下し組織や臓器の負担の原因になっている細胞などを壊し、新しいものに作り替えることで、病気や症状を改善させます。そのために必要な材料を食事やサプリメントから補充することが、オーソモレキュラーでの基本的な食事の持つ意味になります。

ホメオスタシスは、病気や症状の原因になっている物質（主にタンパク質）を壊すことから始まります。つまり異化（スクラップ）がはじめに起こり、壊された分子から再利用できるものについては積極的に再利用しています。

このような機能は「オートファジー」といわれる生体内の反応で、このオートファジーの研究で、2016年に東京工業大学の大隅良典（おおすみよしのり）教授がノーベル賞を受賞したことはよく知られています。

オートファジーは、不要になったタンパク質を壊しているだけではなく、病気や症状を改善させるために必要なアミノ酸を、壊したタンパク質から得るという重要な役割も担っています。

ところが、改善させるためのアミノ酸を、オートファジーから得ようとすると、多くの組織が異化されることになり、総合的には栄養状態が悪化してしまいます。

絶食時間を長くとるファスティング（断食・絶食）を取り入れることで、オートファジーを上手に活用することが最近流行っています。食事やサプリメントからのタンパク質摂取量を減らしても、再利用されたアミノ酸によってタンパク質が有効利用されるため、必要なタンパク質は充足されることになります。

ところがクリニックを受診されるような、栄養障害が長期にわたり継続しているような患者さんの場合には、病態を改善させるためには異化を減らし、同化を増やすことが重要な第一歩であることが多いので、オートファジーを促進させることが適当でない場合も多くあります。

健康な状態と異化が亢進（こうしん）している慢性疾患の患者さんとでは、代謝の面では全く異なる状態であるため、ファスティングに関しても、画一的な評価や議論をすることはできません。

高血糖はアルブミン合成を抑制する

タンパク質は、全身の細胞で活発に合成されていますが、なかでも肝臓では多くの重要なタンパク質が合成されています。

その中でも大切なタンパク質が、アルブミンです。これは血液検査でも測定されることが多い項目で、肝臓でのタンパク質合成の状態を知る良い指標でもあり、栄養状態を知るものでもあります。

肝臓でのアルブミン合成を刺激するのがタンパク質の摂取であり、アルブミン合成を抑制するのが、高血糖状態などの血液中の浸透圧の上昇です。つまり、大切なアルブミンを作るためには、糖質の制限などによって血糖値の上昇を抑え、十分な量のタンパク質を摂取することが重要なのです。

タンパク質の消化吸収が悪いときには、消化酵素を併用する

タンパク質については、過剰摂取ということが心配されます。厚生労働省の「日本人の食事摂取基準」では、タンパク質摂取量の摂取上限量は設定されていません。そこでは、「耐容上限量は、タンパク質の過剰摂取により生じる健康障害を根拠に設定されなければならない。しかし現時点では、タンパク質の耐容上限量を策定し得る明確な根拠となる報告は十分には見当たらない」となっています。

実際に、タンパク質の摂取量を増やすことによって不調を感じることがあります。その多くは、消化吸収できる量を超えてタンパク質を摂取したことによる腸内環境の悪化です。

食材に含まれるタンパク質を消化吸収するためには、多くの消化酵素が必要であり、腸の粘膜が健康であることが必要です。小腸で消化吸収できない量のタンパク質が摂取されると、未消化のタンパク質が下部消化管である大腸に運ばれ、大腸に生息する多くの腸内細菌によ

って発酵が進み、お腹にガスが増え、腹部膨満感(ぼうまんかん)につながります。そのような場合にはガスの臭いが強くなります。

このような反応が起こったときには、一時的にタンパク質の摂取量を減らすか、もしくは、消化酵素を併用しながらでもタンパク質の吸収量を増やすことも、オーソモレキュラーでは行ないます。オーソモレキュラーの効果を上げるためには、タンパク質代謝を改善させることがそれほど重要なことなのです。

摂取量を増やす際にはアレルギーに注意

タンパク質の摂取でもう一つ注意しなくてはならないことは、アレルギーを作らないことです。このアレルギーは、先にも触れましたように、一般的に知られているようなタイプ(即時型:IgE)のアレルギーではありません。すでにお伝えした遅延型(IgG)アレルギーのことです。

遅延型アレルギーでは、頻繁に摂取している食材についてアレルギーが起こりやすくなります。つまり、タンパク質の摂取量を増やそうと注意することで、食べる頻度が増える食材が危険だということです。

多くは冷蔵庫に常にある食材で、タンパク質源となるものです。代表的なものとしては、卵、乳製品、大豆製品となるでしょう。これらの食材の中では特に乳製品が、腸の粘膜には良い影響がなく、多くの腸粘膜のトラブルを起こしているかもしれません。

ヨーグルトがプロバイオティクスとして注目されることが多いのですが、ヨーグルトに含まれる乳タンパクによる遅延型アレルギーの弊害がとても多く見られます。ですから、プロバイオティクスとしては、乳酸菌やビフィズス菌などをサプリメントの形で摂取するか、キムチや野沢菜などの発酵食品から摂るのであれば、乳タンパクの弊害を避けることができ、食物繊維も同時に摂取することができるためお勧めです。

オーソモレキュラーの創設者であるホッファー先生は、ご自身の食物アレルギーにとても注意を払っていらっしゃいました。夕食をごちそうしてくれるのは、カナダのビクトリアの港にあるホテルのレストランでしたが、そのレストランでは、ホッファー先生のアレルギーのある食材についてよく理解しているようでした。

海外では、遅延型食物アレルギーの概念も認知され、プロテインのサプリメントで用いる原材料でも、乳タンパクや大豆タンパクを避ける傾向が顕著になっています。毎日摂取するプロテイン製剤なので、アレルゲンになってしまうことは避けなければなりません。

一つの工夫としては、乳タンパクであっても大豆タンパクであっても、アレルゲンとならないように低分子加工をほどこすという方法があります。ただし、原材料をさらに低分子加工するには技術もコストも必要であるため、一般的なプロテインのサプリメントでは行なわれないことがほとんどです。

タンパク質は、その種類によっては、アレルゲンになりにくいものがあり、それらを取り入れているプロテインもあります。その代表が、米を原材料にしているライスプロテインであったり、エンドウ豆を原材料にしているプロテイン製剤です。

それぞれのタンパク質を形成するアミノ酸組成の特徴を理解し、アレルギー対策をしているプロテインのサプリメントを選択するとよいでしょう。

◇オーソモレキュラーにおけるタンパク質代謝のポイント
・ホメオスタシスを維持するために、十分なタンパク質代謝が行なわれる必要がある。
・ファスティングがタンパク質代謝を悪化させることがある。
・従来、タンパク質の必要量は少なく見積もられていた。

・タンパク質摂取による不調には、消化吸収できないことが原因のこともある。
・十分なカロリーはタンパク質の利用効率を上げる。
・アレルギー予防のためには、同じタンパク質を連日摂取しないようにすることが大切である。
・乳製品に含まれるカゼインと、小麦製品に含まれるグルテンは、腸の粘膜を刺激し、アレルギーを作りやすいため、特に注意する。

（3）オーソフードバランスにおける糖質の考え方

普通の食生活では糖質は必ず過多となる

糖質の摂取において、最も注意しなくてはならないことは、スパイク状に血糖値を上げないようにすることです。血糖値スパイクとか食後高血糖と呼ばれる状態（血糖値が食後にのみ、140mg／dL以上に上昇すること）は、従来の糖尿病の診断基準では見つけることができないにもかかわらず、動脈硬化による心臓のトラブルや脳梗塞などの原因になるため、注意が必要です。

また血糖値スパイクや食後高血糖のあとには大量のインスリンが分泌されることになってしまい、食事をした2〜4時間後の低血糖を起こす原因になります。この反応は、自律神経のバランスを乱し、動悸、頭痛、肩こり、手足のしびれなどの身体症状だけでなく、不安やイライラ、焦燥（しょうそう）感や抑うつ感などの精神症状を引き起こす原因にもなってしまいます。

いずれにしても、通常の食生活をしている場合には、糖質が不足することはありません。言い換えると、通常の食事では、皆さんは糖質は必要以上に摂取しているということです。

それでは、糖質を減らしたときには、糖質の欠乏症という病気になるのでしょうか？タンパク質の場合には、全体量が減ってしまうと「クワシオルコール」と呼ばれるタンパク質の欠乏症状が生じます。タンパク質不足なので手足が細くなりますが、脂肪肝になっているためにお腹がパンパンにふくれた状態です。飢餓の地域で、トウモロコシの粉による食料しか食べられない子どもたちの様子が思い浮かぶ方もいるかもしれません。肝臓から脂肪を運び出すタンパクが作れないために、飢餓にもかかわらず脂肪肝になってしまうのです。

栄養失調のタイプの一つです。

また、タンパク質を作っているアミノ酸には、体内では必要量を合成することができないため、必ず食材から摂取する必要がある「必須アミノ酸」が存在しています。

脂質についても同様に「必須脂肪酸」があり、必須アミノ酸や必須脂肪酸の不足によって、様々な症状が生じます。

ここ数年、糖尿病の食事療法やダイエット法として、糖質制限食が広く知られるようになりました。糖質制限を厳しく実施している場合には、1日の糖質摂取量が20g以下のこともあり、これは厚生労働省が推奨する理想的な日本人の食事バランスから計算した糖質量の10分の1以下になります。

このように厳しく糖質制限をしても、健康的に支障が生じないのでしょうか？

糖質を制限しても欠乏症状はあり得ない――不調は別の要因による

東海大学名誉教授の大櫛(おおぐし)陽一先生は、「糖質ゼロ食研究会」に属する会員を対象に、実際に実験してみました（＊8）。

糖質ゼロ食研究会の会員さんは、1食あたりの糖質量が5g未満の食事を継続されているため、1日の糖質量は20ｇ未満になります。実験に参加してくれたボランティアの方々は、平均年齢62歳で、糖質ゼロ食を平均4年間継続されています。

皆さん、2型糖尿病、脂質異常症（高脂血症）、肥満などの治療を目的に、この食事法を始められました。これだけ厳しい糖質制限食を年単位で継続されている日本人のデータなので、とても貴重なものです。

この実験でわかったことは、研究に協力してくれた方々は、脳を含めた身体の活動のエネルギーのほとんどは脂質由来のアセチルＣｏＡが利用されていること。そして細胞内にミトコンドリアがなく、糖質由来のブドウ糖しか利用することができない赤血球や一部の白血球が消費する糖質量は、およそ20ｇ程度であり、ちょうどこの方たちの食事に含まれる糖質量に相当することもわかりました。

つまり私たちの身体は、脳も含めて、活動のエネルギー源として食材由来の糖質には依存していないことがわかったのです。

糖質摂取量を減らすと、身体にとって必要なブドウ糖は糖新生によって賄（まかな）われるため、理論的には糖質の欠乏症状はあり得ません。つまり、糖質制限食によって不調を感じる場合には、それは糖質が足りないためではなく、複雑な血糖値のコントロールやインスリンの不適切な分泌にともなう自律神経のトラブル、さらには糖質に依存してしまっている身体や組織に必要なブドウ糖が、糖新生では間に合わないことを意味しているのです。

糖質の摂取量については、オーソフードバランス的に考えると、ベストバランスは存在しません。理想的なバランスとしては、①摂取した糖質によっても血糖値が穏やかにコントロールされ、自律神経が乱されないこと、そして、②糖質制限をしたときにはすぐに身体は対応し、ケトン体を主なエネルギー源として利用するようにシフトチェンジし、必要最小限のブドウ糖は自らが糖新生によって作り出すことができること、つまり、糖質を摂っても摂らなくても身体や脳にとって何の影響もない状態が、理想的な糖質代謝を意味するものと考えています。

【症例】Tさん／40歳・女性——糖質の代謝について多くの学びのあるケース

ここである患者さんの糖質制限の経緯について紹介しましょう。

少し長くなるのですが、この症例からは、人の代謝が改善していく経過をとてもよく理解することができます。さらには、継続することによって人は変わることができるということを学ばせてもらえるのではと感じています。

患者さんは、現在40歳の女性、Tさんです。

Tさんは出産後、30歳ごろから胃の不調などを自覚し、十分に食事が摂れないことなどが始まります。その後うつ症状を自覚するようになり、食欲がコントロールできなくなり、食事が不安定になります。心療内科で投薬やカウンセリングの治療を受けますが、十分な改善が得られず、その当時には内科にて甲状腺機能低下症とも診断されます。

自分から食事や栄養に関する情報を集め、マクロビオティックに行き着きます。マクロビオティックによって一時的に体調やメンタルの改善を実感したため、厳しくマクロビオティックを継続していました。体重が減り、徐々に月経が不安定になり、1年以上も月経がないこともありました。

34歳ごろから、午後になると動けなくなり、何かを食べたい衝動に襲われるようになりました。内科での血液検査では、白血球数が2000台まで減少し、さらに、低血糖になっていることもわかり、低血糖症に理解のある施設にて、2時間の糖負荷検査を受けました。

その結果から、Tさんは、75gのブドウ糖を摂取したことにより、急激に高い値まで血糖が上昇した後に、インスリンが大量に分泌され、その結果として2時間後には空腹時よりもはるかに低血糖になっていることがわかりました。

通常では、ブドウ糖摂取後の低血糖は3〜4時間後に最も多く起こるため、低血糖症の診断のためには5時間の糖負荷検査が必要ですが、この患者さんは重度の低血糖症であったため、2時間後には低血糖状態になっていたのです。

低血糖症の治療について調べた結果、糖質制限に出会います。それまでマクロビオティックを実践していたTさんですが、糖質制限ではそれまでとは180度異なる食事をすることになりました。とにかくつらい症状を改善したい気持ちが強く、それまで数年にわたり継続していたマクロビオティックをやめ、新しい食事を実践することになりました。

断糖、高タンパクにしても改善しない理由

低血糖症が重症になると、糖質を制限するだけでは症状は改善しません。血糖値の変動を調節するための自律神経の働きを整えるために、必要な栄養素の補充や運動を含めた総合的な生活習慣の指導も必要になります。

Tさんは医師の指導のもとで、断糖に近い厳しい糖質制限食を行ないましたが、期待した根本的な改善が得られませんでした。さらにインターネットで検索していたところ、2011年7月に新宿溝口クリニック（現・みぞぐちクリニック〔東京・八重洲〕）を知ることに

なり、受診することになりました。

当院初診時は、ＢＭＩ15で、痩せが重度でした。月経不順は、肉食中心の糖質制限食を行なっても継続していました。初診時のデータでは、白血球数は３０００と低く、月経不順で数カ月ないこともあり、月経による出血も少なかった状態であったにもかかわらず、鉄欠乏と重篤な亜鉛欠乏を認めました。

またＢＭＩ15であるにもかかわらず、脂肪肝を疑う結果でした。食べ物のほとんどを肉にしていたのですが、実際の筋肉量はとても少なく、体内でタンパク質を合成する能力も低いものでした。つまり、通常であれば糖質制限食を行なうことで改善するはずの問題点が、どれも継続していたことになります。

オーソモレキュラーの効果を得るには、タンパク質の異化と同化を円滑に行なえるようになることが重要です。そのために基本的にタンパク質の必要量を食事から摂取することが前提ですが、ただ量を食べればよいのではありません。消化管からの吸収効率を上げることも重要ですし、食べたタンパク質が病態や症状の改善のために新しいタンパク質へ作り替えるための複雑な過程をスムーズに進むように、多くのビタミンやミネラルが必要になるのです。

Ｔさんは、ほとんど肉しか食べない高タンパク食を続けていたにもかかわらず、タンパク質代謝は悪く、筋肉量も少ない状態でした。肌の状態も悪く、傷の治りもとても遅かったのです。痩せ型で糖質を摂っていないＴさんが、なぜ脂肪肝であったのかについて考えてみたいと思います。

なぜ痩せ型なのに脂肪肝になるのか

一つは腸内環境の悪化です。腸は必要な栄養素を吸収し、害のあるものを排除するゴッドハンドであることはすでに説明しました。また吸収された害のある物質は、肝臓が主な解毒器官として働き、デトックスを行なっています。

このように、外界と内界の境に位置する消化管と肝臓が、連携して生体の防御に関わっているという考え方を、「腸肝軸（ちょうかんじく）」と呼んで理解するようになってきました。この考え方に基づいて、これまで原因不明と考えられていた「ＮＡＳＨ（非アルコール性の脂肪肝）」と呼ばれるような脂肪肝の病態が理解されるようになりました。つまり、腸内環境が悪化しているために、害のある物質や炎症性物質が肝臓に運ばれ、脂肪肝の原因となるのです。炎症性物質があるとインスリン抵抗性ができて、肝臓に脂肪がたまりやすくなることは、すでに述べた通りです。

もう一つの可能性は、リポタンパク質（血液中で脂質を運搬する働きをする）の合成の低下です。

肝臓では、代謝の中間産物であるアセチルＣｏＡという物質から多くの物質が合成されます。特に肝臓では、アセチルＣｏＡから中性脂肪が合成され、この中性脂肪は同じく肝臓で合成されるリポタンパク質の一種によって血液に溶ける形になり血液中に取り込まれ、全身の組織でエネルギー源として利用するために運搬されます。

つまり、タンパク質代謝が低下しているためにリポタンパク質が合成されないと、肝臓から中性脂肪が運び出されないため肝臓に蓄積し脂肪肝になり、同時に血液中の中性脂肪は低くなってしまいます。

Ｔさんの場合には、偏った食生活やカンジダ腸炎などによる腸内環境の悪化、そしてタンパク質代謝の低下による肝臓への脂肪の蓄積の両方が、脂肪肝の原因として考えられました。

脂肪肝があるために血糖値の調節ができない

次に、脂肪肝と血糖値の調節障害について、Ｔさんの糖負荷検査と合わせて考えてみたいと思います。

食事に含まれる糖質は、基本的にブドウ糖や果糖などに分解されて吸収されます。ここからは、ブドウ糖の代謝を、肝臓を中心にお伝えします。

食材に含まれていた糖質から作られたブドウ糖は、小腸から吸収され門脈という血管を通って肝臓に運ばれます。

実は肝臓に問題がない場合に、適切な量のブドウ糖であれば、ほとんどのブドウ糖が肝臓に取り込まれ、血糖値には大きな変動がありません。つまり糖質を摂って血糖値が急激に上昇するのは、肝臓で処理できない量のブドウ糖が短時間に吸収されたために、身体を循環する血液中のブドウ糖濃度、すなわち血糖値が上昇するということなのです。

肝臓ではブドウ糖を取り込み、グリコーゲンという物質を合成して糖質を貯蔵し、血糖値が下がったときには直ちにグリコーゲンを分解し、ブドウ糖を合成して低血糖を防ぎます。

つまり肝臓は、急激な血糖値上昇をグリコーゲン合成などによって防ぎ、血糖の低下時にはグリコーゲンからブドウ糖を合成し、低血糖を防ぐ役割を持っており、血糖調節の主役なのです。

Tさんに75ｇのブドウ糖を摂取してから血糖値の変動を調べる糖負荷検査をしたところ、脂肪肝があったためブドウ糖が肝臓にほとんど取り込まれることがなく（食後すぐの状態ではブドウ糖はインスリンがなくても肝細胞の中に取り込まれますが、脂肪肝がある場合には取り込むことができません)、急激に血糖値が上昇することになりました。そして急激な血糖値の上昇にたいして、驚くような量のインスリンが分泌され、そのため反応性に急激に血糖値が低下、さらに肝臓におけるグリコーゲン貯蔵がないため低血糖状態になってしまったのです。

インスリン分泌にも多くの栄養素が関係する

インスリン分泌の調節にも、多くの栄養素が関係しています。

特に重要な栄養素が、亜鉛です。Tさんは重篤な亜鉛欠乏であったことが、不適切に大量のインスリン分泌を起こした原因の一つと考えられます。

その他の栄養素としては、ビタミンD、ビオチン、マグネシウム、カルシウムなど、多くの栄養素のバランスの乱れでも、インスリン分泌量が不適切になります。

Tさんには十分量の亜鉛を摂取していただき、腸内環境と脂肪肝の改善を目的に、食事指導とサプリメントの服用をお勧めしました。2011年7月からオーソモレキュラーを始め、現在まで根気よく継続してくれています。

この期間の全てを、厳密な糖質制限食を守っていたのではなく、サプリメントも必要十分量を常に摂取していたのではありません。それでも、基本的な食事の考えを守り、ポイントになる栄養素をサプリメントで補うことを継続されていました。

Tさんの治療期間の食事と症状についてまとめてみます。

◇初期（２０１１年７月〜９月ごろ）

・食事のタイミングやストレスなど様々な要因によって低血糖が生じ、２〜３時間ごとの補食が必要な時期。

・症状が不安定で強い低血糖症状も出るため、食べ物についてどうしても神経質になってしまう。

・徐々に体重が増え始め、検査データでも改善傾向を確認することができるが、月経が再開することによって鉄不足が一時的に増悪し、症状にも関係する。

◇中期（２０１２年〜２０１４年ごろ）

・腸内環境が整い脂肪肝が改善。その結果として血糖値の乱高下が少なくなり、体調がとても安定する。
・運動を併用することが可能になり、定期的な筋トレなどの併用によって筋肉量が増える。
・その結果として長時間の絶食でも低血糖が起こらず、食事時間などにたいする不安やこだわりがなくなる。
・排卵のタイミングやストレスなどによって、糖質摂取による血糖の多少の不安定感は残っているが、日常生活には支障なく、翌日の体調へも影響がなくなる。

◇後期（２０１５年〜現在）
・振り返るとこれまで生きてきた期間で最も体調も精神的な状態も安定している。
・ケトン体がうまく利用できるようになり、１日１回の食事によっても体調はとても安定している。
・糖質制限食は基本的に継続しているが、お付き合いなどで甘いものや糖質をかなりな量摂取しても、以前のような血糖値の乱高下による症状は全く起こらない。

最近のＴさんの検査データでは、初診時に見られた栄養の問題はほぼ改善し、副腎や甲状腺などのストレスに関係し血糖値の調節にも深く関係するホルモンを分泌する臓器の機能も改善し、安定しています。

Ｔさんの治療経過からわかることは、糖質の代謝を含めた根本的な体質の改善には年単位が必要であるということです。前にも述べましたが、患者さんからはよく、「いつまで食事制限を継続しなくてはならないですか？」などと質問されることがあります。Ｔさんの経過から答えを知ることができるでしょう。

まず症状が改善し、日常生活に支障がなくなり、余力ができるようになるまで、できるだけがんばってみてはいかがでしょうか？　そして良くなった後には、どの程度の制限を続けるかは、その方の考え方次第です。

ただし、糖質に偏った食事の日常に戻れば、遅かれ早かれ、なんらかのトラブルが生じてくることは予想されます。

（4）オーソフードバランスにおける脂質の考え方

脂質とは何か

もしも脂質を正しく理解し、食事とサプリメントを用いて最適に摂取できるようになったら、人の身体の機能がどれだけ高いレベルになるのだろうと想像しています。多くの患者さんにオーソモレキュラーを提供し、とても貴重な経過をともに診させていただいているからこそ、脂質の重要性を常に感じています。

まず、脂質について基礎的なことを説明します。

脂質とは、難しく表現すると、「水に溶けにくく、有機溶剤によく溶ける性質を持つ」物質と説明されます。有機溶剤とは、アルコールやエーテルなどのことです。

食材に含まれる脂質の多くは、中性脂肪（トリグリセリド）の形で存在しています。中性脂肪とは、1分子のグリセリンという物質に、3本の脂肪酸が結合してできています【資料

4-3】。

魚の脂にはn-3系の脂肪酸が多いといわれますが、魚の脂もトリグリセリドの形態であり、グリセリンに結合している脂肪酸の中にn-3系のEPAやDHAが多く含まれているということであり、EPAやDHAが単独で魚油に含まれているのではありません。

さらに、血液検査の項目で中性脂肪というものがありますが、これは、トリグリセリドを多く含んでいるタンパク質を中性脂肪と呼んでいるのであり、化学的な中性脂肪と血液検査の結果の中性脂肪とは異なる意味を持っています。

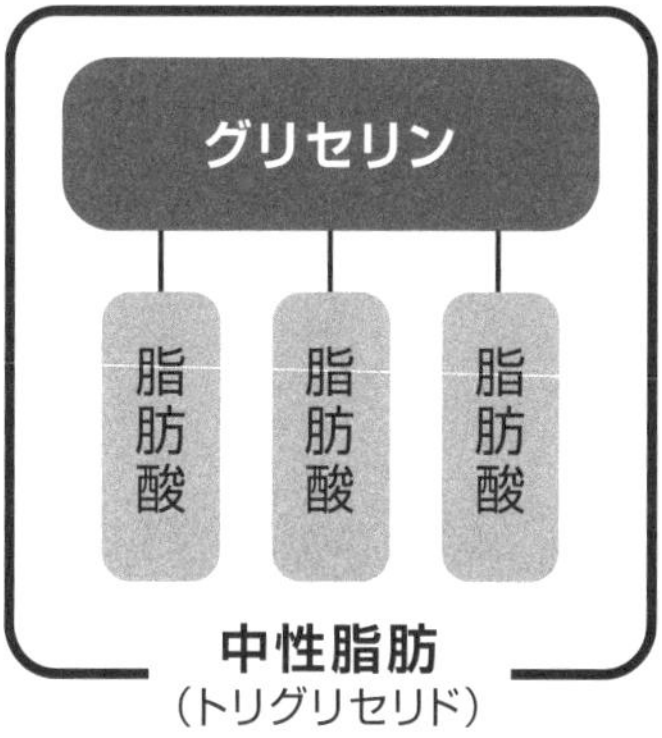

グリセリン
脂肪酸
脂肪酸
脂肪酸
中性脂肪
（トリグリセリド）

【資料4-3】中性脂肪の構成

脂質に関する表現では、「水と油」といわれることがあります。そして油という字を含むものとして、「油脂」という表現もあります。

油脂という表現は、脂質の性質をよく表しています。「油」は、水に溶けないが常温（室温）では液体のものであり、サラダ油やオリーブ油などを含みます。「脂」は、水に溶けず常温では固体のものであり、肉のラードやバターやココナッツオイルなどがあります。

これらの油脂も、自然の食材に含まれているもので、基本的な構造はトリグリセリド（中性脂肪）です。

同じ脂質なのに、なぜ常温で液体の油や固体の脂に分かれるのでしょうか？

それは、グリセリンに結合している脂肪酸の特徴によって決まります。少し難しい話になりますが、がんばってついてきていただきたいと思います。脂質の誤解を解くために、とても重要なポイントになるからです。

ドロドロの脂は悪く、サラサラの油は良い、という誤ったイメージ

食材に含まれる中性脂肪に含まれている脂肪酸には、大きく分けて、飽和脂肪酸と不飽和脂肪酸があります【資料４‐４】。

飽和脂肪酸を多く含めば含むほど、融点が高くなり、常温では固体になります。牛脂やバターなどは基本的に室温では固体のままですね。そしてこの固体の脂は感覚的には、身体に吸収されると血液がドロドロになってしまい、動脈硬化の原因になりそうな気がしますし、そのように言う医師や栄養の専門家もいます。

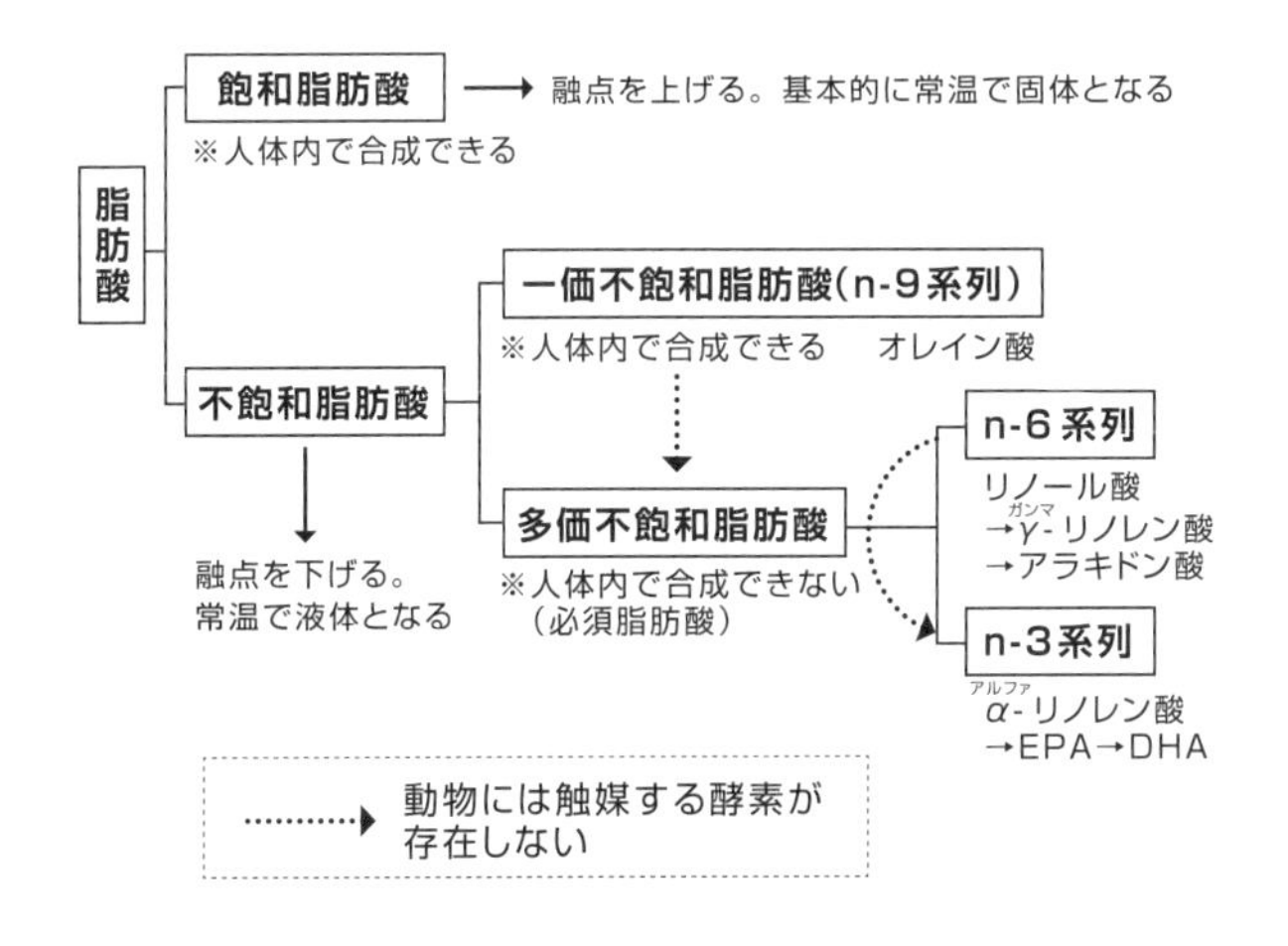

【資料4－4】脂肪酸の分類

しかし、これは全くの誤った考え方です。飽和脂肪酸はその構造から、酸化を受けにくいとても安全な脂肪酸です。脂が酸化すると身体に害を生じると聞いたことがあるかもしれませんが、飽和脂肪酸はとにかく酸化されにくいのです。

そのため私たちは、余剰なカロリーを安全な飽和脂肪酸に作り替え、脂肪細胞の中に取り込ませています。これが肥満の原因にもなりますが、皮下脂肪の多くは安全な飽和脂肪酸なのです。

メタボリックシンドロームでは、皮下脂肪の量はリスクファクターに入っていませんね。実は皮下脂肪は、動脈硬化などの原因にはなりにくい脂肪なのです。

一方で、常温で液体の油には、不飽和脂肪酸が中性脂肪の中に多く含まれています。不飽和脂肪酸には、その骨格の違いによって、一価不飽和脂肪酸と多価不飽和脂肪酸があります。多価不飽和脂肪酸には、ｎ‐３（ω３）系脂肪酸と、ｎ‐６（ω６）系脂肪酸が含まれていて、ｎ‐３／ｎ‐６比が重要であることは、イヌイットとデンマーク人の疾病構造の紹介のところですでにお伝えしています。

脂肪酸は飽和脂肪酸が最も酸化されにくく、次に安定なものが一価不飽和脂肪酸で、最も不安定なものが多価不飽和脂肪酸になります。そのため、多価不飽和脂肪酸を多く含む油は、日光にあててしまったり高温なところで保存したりすることで、容易に酸化されてしまいます。

ところが、一般的には酸化されやすいはずの常温で液体のサラサラした植物性の油が、感覚的には身体に良さそうであり、安定した酸化されにくい動物性脂肪のほうは身体に悪いという誤った情報をいまだに散見するのも事実です。

脂質については、構成する脂肪酸の組成ではなく、動物性脂肪や植物性脂肪という概念的な分類で見てしまうと、脂質が持っている本質を見失ってしまうことになります。

脂肪酸		牛	羊	豚	鶏
脂肪酸含量(%)	ラウリン酸	0～0.2	-	-	-
	ミリスチン酸	2～2.5	2～4	1	0～1
	パルミチン酸	27～29	25～27	25～30	24～27
	ステアリン酸	24～29	25～30	12～16	4～7
	オレイン酸	43～44	36～43	41～51	37～43
	リノール酸	2～3	3～4	6～8	18～23
	リノレン酸	0.5	-	1	-
	アラキドン酸	0.1	-	2	-
脂肪の融点（℃）		40～50	44～55	36～46	30～32

【資料4－5】牛肉、羊肉、豚肉、鶏肉に含まれる脂肪酸の割合
［島田淳子、畑江敬子編著『現代栄養科学シリーズ調理学』（朝倉書店）より］

オーソモレキュラーは、前にも書きましたように、「orthomolecular」とつづり、文字通り、「分子を整える」（分子＝molecule、整える＝ortho-）という考え方なので、動物性脂肪に含まれるどの分子（主には飽和脂肪酸）が身体にどのような影響があるのか、そしてまた、植物性脂肪に含まれるどの分子（主には不飽和脂肪酸）がどのような作用を有するのかについて、正しく論じる必要があるのです。

脂肪酸の種類でひとくくりに議論できない

私たちの日常で食べる機会が多い、牛・豚・鶏・羊肉に含まれる脂肪酸の割合を見てみましょう【資料4－5】。

イヌイットが食べていたシロクマやアザラシは、魚を餌にしていたためＥＰＡの含有量が圧倒的に高かったということは、すでに述べました。

専門家によっては、牛・豚・羊などの４本の足で歩く動物の動物性脂肪は避けるべきで、2本の足で立つ鶏肉であればよいなどという情報を提供する人もいるようですが、鶏肉の脂肪酸の特徴を見てみましょう。他の種類の肉に比較して融点が低くなっています。

そのため、加熱によってすぐに脂肪が溶け出し、感覚的に身体に害が少ないと思われるのでしょうか……。

実は鶏肉の脂の融点が低くなる理由は、他の種の肉に比較してリノール酸の含有量が高いためです。つまり鶏肉は、他の肉に比較してｎ‐6系のリノール酸が多い肉なのです。ｎ‐3／ｎ‐6比に注意を払う必要があるアレルギーやがん、生活習慣病の方々には、リノール酸を控えることがとても重要な食事のポイントになるため、鶏肉はどちらかといえば避けるべき肉種になるということです。

植物性油のうち、エゴマ油や亜麻仁油などはｎ‐3系の油といわれます。それはｎ‐3系のα‐リノレン酸が含有されている割合が高いという意味で、実際にはリノール酸も一価不飽和脂肪酸も含んでいます【資料４‐６】。

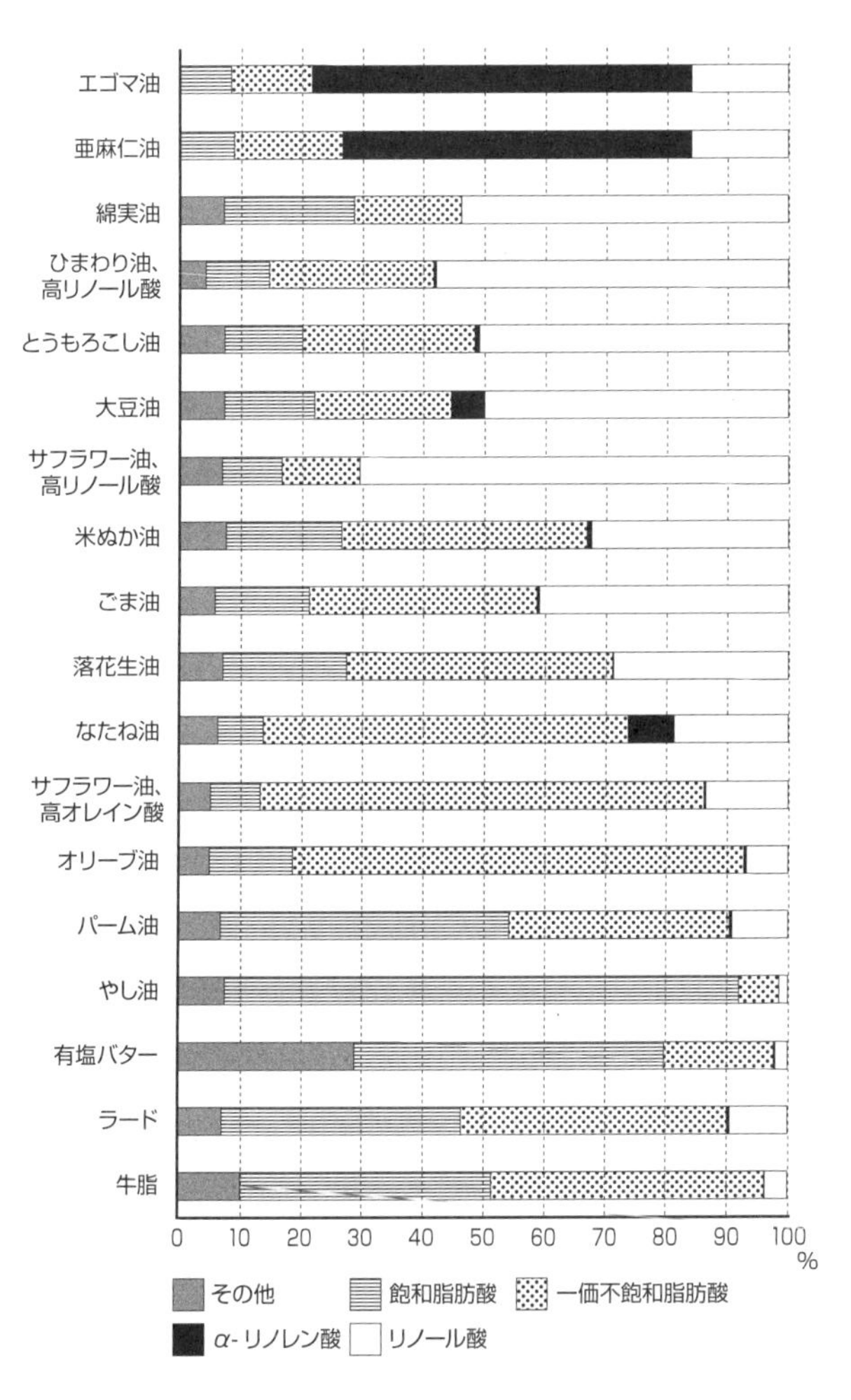

【資料4－6】油脂に含まれる脂肪酸の種類と割合

肉のラードやバターに多く含まれる飽和脂肪酸も同様です。これまで飽和脂肪酸としてひとくくりに扱われ、どちらかといえば身体に良くない脂といわれてきました。ところが最近では、ココナッツオイルに含まれる飽和脂肪酸の一種である中鎖脂肪酸が、アルツハイマーなど認知症の症状を軽減させたり、ダイエットにも有効であることが知られるようになりました。つまりここでも、飽和脂肪酸とひとくくりにしてしまうと、有効な議論をすることができません。

実はｎ‐６系の必須脂肪酸代謝に含まれるγ‐リノレン酸という脂は、月見草オイルやボラージオイルに多く含まれており、古くから月経痛や頭痛など、女性の疼痛性の症状の改善に有効であることが知られています。ここでも、リノール酸とγ‐リノレン酸を、ｎ‐６系の脂肪酸としてひとくくりにして論じることの無意味さを理解いただけると思います。

病態によって脂肪酸を使い分ける

２０１５年、厚生労働省が日本人の食事摂取基準を策定しました。５年に１回改定されるため、２０２０年まで使われるものです【資料４‐７】。１歳以上の全ての年代で、炭水化物による摂取カロリーを60％に設定していることがわかります。

性 別	男 性	女 性
年齢等	目標量（中央値）	目標量（中央値）
0～5（月）	—	—
6～11（月）	—	—
1～2（歳）	50～65（57.5）	50～65（57.5）
3～5（歳）	50～65（57.5）	50～65（57.5）
6～7（歳）	50～65（57.5）	50～65（57.5）
8～9（歳）	50～65（57.5）	50～65（57.5）
10～11（歳）	50～65（57.5）	50～65（57.5）
12～14（歳）	50～65（57.5）	50～65（57.5）
15～17（歳）	50～65（57.5）	50～65（57.5）
18～29（歳）	50～65（57.5）	50～65（57.5）
30～49（歳）	50～65（57.5）	50～65（57.5）
50～69（歳）	50～65（57.5）	50～65（57.5）
70以上（歳）	50～65（57.5）	50～65（57.5）
妊婦		—
授乳婦		—

【資料4－7】2015年度版　厚生労働省「日本人の食事摂取基準」のうち炭水化物の食事摂取基準（%エネルギー）

・目標量の範囲については、おおむねの値を示したものである。
・目標量にはアルコールを含む。ただし、アルコールの摂取を勧めるものではない。
・中央値は、範囲の中央値を示したものであり、最も望ましい値を示すものではない。

男女とも全ての年代で炭水化物60%が目標量にされている。

この根拠についていろいろと調べたこともありますが、科学的に納得できるものは記載されていませんでした。食事に関する推奨量などについては、本来は健康に関する科学的な根拠を基にして策定し提言するべきですが、糖質摂取カロリー比60％を維持することに関しては、厚生労働省だけでなく農林水産省が関係している情報も多くあります。

糖質として米を主に摂取している日本の食習慣を否定するつもりはありませんが、厚生労働省から発せられる情報は、人の健康にとって、科学的な根拠に基づいたものであってほしいと感じます。

このようにお役所からは、様々な事情により糖質60％を維持することが是であり、飽和脂肪酸は生活習慣病の予防目的として摂取エネルギー7％以下を目標とするように伝え続けられています。つまり、私たち日本人がよりどころとする厚生労働省の最新情報が、米をしっかりと食べて、肉やバターなどに多く含まれる飽和脂肪酸は控えるようにしなさいという内容なのです。

しかし一方で、糖尿病の食事法として糖質制限食が広く認知されつつあり、ダイエット方法としても多くの方が糖質制限食を実践されるようになってきました。さらに糖質を控えることにより、脳や身体の活動に必要なエネルギー源を脂質由来のケトン体にシフトさせる

「ケトジェニックダイエット」も、糖尿病やダイエット志向の方にだけでなく、一般にも広まりつつあります。

オーソモレキュラーの分野でも、自律神経を安定させ代謝を円滑に行なえるようにするために、血糖値の変動を小さくすることは重要な要素なので、糖質制限食は基本的な食事方法になります。

繰り返しますが、必須脂肪酸も、ｎ‐６系とｎ‐３系を区別するだけでは、必須脂肪酸の持つ大切な身体への作用を見失うことになってしまいます。摂りすぎによる健康被害が理解され、摂取を制限するようにいわれているｎ‐６系必須脂肪酸の一種γ‐リノレン酸を利用することで、アレルギー関連疾患や月経に関係する多くの愁訴の改善を得ることができることは、先ほども述べた通りです。

またｎ‐３系の脂肪酸も、エゴマ油などに多く含まれているα‐リノレン酸と魚油に含まれるＥＰＡ、ＤＨＡ、ＤＰＡなどは、それぞれが異なる作用を有し、個別に利用することによって驚くような効果が得られるのです。

つまりオーソモレキュラーでは、脂肪酸をｎ‐３系とかｎ‐６系とかにおおざっぱに分類するのではなく、個々の脂肪酸が持つ特性を理解し応用することによって、炎症性疾患であってもn‐6系のγ‐リノレン酸を選択するなど、病態に応じて使い分けをすることになります。

重症筋無力症の患者さんへのDHA補充による改善

ここで、特殊なタイプのDHAを用いたある患者さんの経過について、紹介したいと思います。

福岡県にある木村専太郎クリニックの木村専太郎先生から、重症筋無力症の患者さんへのオーソモレキュラーの応用について、相談のメールをいただきました。木村専太郎先生は、10年以上前からオーソモレキュラーを臨床に応用されている、西日本では中心的なドクターのお一人です。

ある重症筋無力症の患者さんに、オーソモレキュラーでよく使うタンパク質に近いグルタチオンという解毒作用を持つものを点滴してみたところ、数時間のあいだ効果が得られ、患者さんが活動することができるようになる。ところが数時間経過すると徐々に筋力が低下し、点滴の前と同じ状態になってしまう。何かよいアイディアがあったら教えてほしいという内容でした。

グルタチオンを点滴することによって、血液中のグルタチオン濃度はとても上昇しているはずです。グルタチオンは本来、細胞の中で、抗酸化や解毒作用を発揮する物質なので、血液中のグルタチオン濃度が高い数時間は、細胞内のグルタチオンも増えて症状が改善することが想像されました。そのため次に、点滴をしなくても細胞内のグルタチオン濃度を上げた状態にできれば、症状が改善するのではと考えたのです。

私たちの細胞は、細胞内の反応で生じるフリーラジカルや、体外から吸収された重金属や薬物などから細胞を守るため、材料となるアミノ酸を取り込んでグルタチオンを細胞内で合成しています。グルタチオンの材料となるアミノ酸の取り込みを増やし、細胞内のグルタチオン濃度を上げるためには、細胞膜に含まれるＤＨＡの含有量を増やすことが必要になります。

ＤＨＡは、魚油などに含まれるｎ－３系脂肪酸の一種です。ところが、他の魚油成分であるＥＰＡが多くあると、細胞内へのＤＨＡの取り込みが阻害されてしまうことが知られるようになってきました。

つまり、細胞膜のＤＨＡを増やすためには、ｎ－３系の脂肪酸を増やしたり魚油を増やしたりするのではなく、ＤＨＡを単独で、最適で十分な量を補充することが最も効果的なのです。目的とする栄養素である分子（molecule）を、必要十分な量補充することで、組成を整える（ortho-）というオーソモレキュラーの基本になる考え方です。

この患者さんへは、細胞膜に取り込まれやすいタイプのＤＨＡを、通常使用量の３倍摂取していただきました。すると点滴によっても数時間しか動くことができなかった患者さんは、特別なＤＨＡの最適十分量の補充によって、一日中歩けるようになったというのです。

私は直接的に重症筋無力症の患者さんへオーソモレキュラーで治療したことはありませんが、医師として大先輩である木村先生を通してこのようなすばらしい改善を経験することができました。木村先生からは、ご本人だけでなく患者さんのご家族や、紹介してくれた医師から感謝されたという報告をいただき、とても嬉しいと感じるとともに、人の身体の持つ可能性の偉大さと、オーソモレキュラーの確かさを再確認することになりました。

ここでも、ＥＰＡを摂っていれば体内でＤＨＡへ変換されるから、ＥＰＡを十分量摂取していればよいはずであるとか、３倍量以上のＤＨＡでは多すぎるなどという考え方に基づいてしまっていては、この方法を患者さんへ勧めることはできなかったと思います。

木村専太郎先生がオーソモレキュラーの本質を理解し、これまでに多くの患者さんが改善される経過を診ていたために、この提案も受け入れてくださり、患者さんへ提供することができたのだと思います。

（5）オーソフードバランスのまとめ

オーソモレキュラーでは、栄養素に含まれる分子の作用に注目し、最適な量を補充することによって病態を改善させます。栄養素を用いる方法であるため、食事の変更もとても重要な要素であり、この部分が最適なバランスであることが、効果を得るためには重要なポイントになります。

この最適なバランスは、一般的にいわれる「バランスの良い食事」とはかけ離れていることと、個人差が大きいこと、さらには個人においても、ストレス度合いや腸の調子など、その時々によって大きく異なることをお伝えしました。

ここではオーソモレキュラーに必須の「オーソフードバランス」についてまとめたいと思います。

◎十分なカロリー

・カロリーは何よりも重要で、カロリー不足では大切なタンパク質が十分に利用できない。

・脂質からのカロリー供給が、効率も良く望ましい。

・糖質がないとカロリーを燃やせない状態の人もいる。

・エネルギーの基になるＡＴＰ産生には、十分なビタミンＢ群と鉄やマグネシウムが必要。

◎十分なタンパク質

・オーソモレキュラーの効果を得るためにとても大切。

・十分なカロリーと適度な運動で、効率良いタンパク質代謝が得られる。

・同じ食材の連日摂取はアレルギーを作る原因になる。

・自覚症状の改善が得られ、検査データでタンパク質代謝の改善が確認されたら、運動を取り入れて筋肉量を増やす。

＊筋肉は血液中のエネルギー源になるブドウ糖やケトン体に変わるアミノ酸

の貯蔵庫でもある。

・タンパク質の食べる量を増やしてガスが増えたり下痢をしたりするときには、調理法を工夫したり、消化酵素を使ってでも摂取量を確保する。

◎糖質の摂り方

・糖質制限によって血糖値とインスリン分泌が安定していることが重要。
・最終的な目標は、糖質を食べても食べなくても症状や自律神経が安定していること。
・少量のインスリンで血糖値を調節できることが大切。
・インスリンの過剰分泌やスパイク状の分泌は、多くのトラブルの原因となる。

◎脂質の摂り方

・飽和脂肪酸は安定したカロリー源。
・飽和脂肪酸に分類されるココナッツオイルの中鎖脂肪酸は、ケトン体の供給源。
・脂肪酸組成を理解し、使う油を選択する。
　＊食物レベルではｎ‐３系脂肪酸を増やし、ｎ‐６系脂肪酸を減らす。

◎腸の考え方

・腸内環境を整えることは、オーソモレキュラーではベース。

・腸内環境の正常化はときにとてもやっかいだが、取り組むべきアプローチ。

　＊腸粘膜の改善には多くの栄養素が必要であることの理解が大切。

・乳酸菌などの供給源としては、ヨーグルトではなく漬け物類などがお勧め。

◎ストレスマネージメントについて

・ストレスによる交感神経の緊張は、栄養吸収と代謝の大敵。

　＊楽しい食卓が吸収を促す。

・積極的なストレス対策を。

・ストレスなどによる副腎疲労は、病態をより複雑にする。

＊8　大櫛陽一ほか「脳はエネルギー源として糖質よりケトン体を好む」『日本抗加齢医学会総会プログラム・抄録集』2009年

第5章　積極的な栄養素の補給のために——サプリメント

時代の変化とサプリの扱いの変遷

オーソモレキュラーに出会ったころは、コンビニエンスストアでサプリメントは販売されていませんでした。サプリメントは大きなドラッグストアの片隅にこぢんまりと陳列されているような時代でした。

医療機関で治療のためにサプリメントを扱うことなど考えられないことであり、診療の現場でサプリメントの話をしても、耳を傾けてくれる人は本当に少なかったものです。オーソモレキュラーのすばらしさを実感している自分としては、サプリメントを治療に応用することは、予想しなかった苦労の連続でした。

当時は65歳以上のお年寄りは、窓口での医療費の自己負担はありませんでした。つまり、お年寄りはお金を払うことなく、医療機関や薬局を利用することができたのです。社会保険を負担している本人の場合には、窓口での自己負担は1割でした。いまと比べると患者さんが支払う金額がとても少ない時代だったのです。

ところがそんな時代に、治療で使うサプリメントは、1本が6000円以上!! 効果があり、良い物であるという確信があっても、なかなか患者さんに薦めることができませんでした。

オーソモレキュラーに出会い、ひたすら勉強し、約2年が経過したころ、コンビニでサプリメントを少量販売することが始まりました。得た知識をフル活用し、患者さんに必要な栄養素の種類と量を伝え、クリニックの近くにあるコンビニでサプリメントを購入できることを伝え、使用してもらいました。

ところが、そうしたサプリメントをしっかりと飲んでもらっても、なかなか改善する患者さんがいません。毎日数十人の患者さんに指導していたため、近くのコンビニのサプリメントの売り上げは、全国でトップだったそうです。たまにそのコンビニへ買い物に行くと、店長さんが出てきて、とても丁寧にお礼を言われたものです。

一方では、クリニックで扱っているサプリメント（コンビニで販売されているものと比較するとかなり高額です）を用いると、多くの患者さんが元気になり、検査データも改善される。薬がどんどん不要となり、何年間も多剤併用で副作用に苦しんでいた患者さんが、投薬不要になる。そんな経験をしているときに、ある患者さんに出会いました。少し身体を動かすと心臓が痛くなってしまう73歳の男性でした。

患者さんが教えてくれたこと――より良いサプリを自信を持って薦める重要性

男性は心臓の近くの大動脈に病気があるため、手術ができないと主治医に言われていました。狭心症を疑われ、ニトロ製剤を使っても、頭痛が起こるだけで心臓の痛みは改善しません。

オーソモレキュラー的に血液検査を評価すると、赤血球の質がとても低下しており、貧血でなくても心臓への酸素供給が低下してしまうため、胸の痛みが出てしまうことが考えられました。食事の改善とともに、ヘム鉄とビタミンB群をサプリメントで補充することがベストな対応だと考えました。

ところがカルテを見ると、その患者さんは、喘息の奥様と二人で生活保護を受けて生活されていることがわかりました。そのため私は、負担の大きなサプリメントについては説明せずに、処方箋で対応できる鉄剤とビタミン剤を処方することにしたのです。

すると2週間後に、「鉄剤を飲むことで胃がムカムカし、便秘もひどくなってしまい、とても継続することができない」と言われました。

そのことがあったため、サプリメントのヘム鉄を使うことによるメリットについて説明したところ、奥様が、苦しんでいる夫の症状が改善する可能性があるのならと、1ボトル6400円するヘム鉄を購入されたのです。

実際にはコストの負担が大きかったために、半分量を服用することにしたのですが、1カ月後にはご主人の胸の痛みは消失し、近所であればご夫婦で出かけることが可能になったととても嬉しそうに報告してくれました。

そのときに自分は、患者さんが改善された喜びよりも、カルテにあった生活保護という情報によって、サプリメントの話をしなかったことにたいして、とても恥ずかしい思いを感じていました。負担が大きいので購入されないだろうと勝手に決めてかかっていた。自分がとても傲慢（ごうまん）な考えをしていたことに気がついたのです。

本来であれば、サプリメントと処方薬のそれぞれのメリットとデメリットを説明し、コストも考慮したベストの提案を、相談して決めることが医師としてやるべきことのはずでした。

その患者さんは、６年後に大動脈が破裂したことによりお亡くなりになったのですが、報告に来てくれた奥様からは、胸の痛みがない充実した６年間を過ごすことができたとお礼をいただきました。ご主人のご冥福をお祈りするとともに、とても大切なことを教えていただいたことにたいするお礼を、心の中でお伝えしました。

クリニックでオーソモレキュラーを実践するときには、実際に症状の改善が得られ、血液検査データの改善が高い確率で得られなくてはなりません。海外でも、医療機関で使うサプリメントは明確に区別されています。

日本では、医療機関で専門に使われるサプリメントも存在しますが、インターネットを介して国内国外から購入されたものが使われていたり、サプリメントの選択は患者さんに任せているようなところもあります。

全ての方がクリニックで検査を受けて、医療機関専用のサプリメントを用いることは現実的には無理なことですので、ここでは、とても多くあるサプリメントの中から、何をどのような視点で選んだらよいのか、少しでも参考にしていただけるように書きたいと思います。

◇プロテイン製剤

プロテイン製剤は、肉や魚などの食材からのタンパク質補給が困難な場合には、胃腸の負担も少なくすることができるため、より積極的に補充することが重要です。

原材料は、乳タンパクか、大豆タンパク由来のものが多くあります。乳タンパクの場合には、カゼインを含んでいないホエイタンパク（乳清タンパク）のほうがよいでしょう。

ただし、精製過程でカゼインが完全に除去されているかどうかは、情報を見るだけでは判断できません。

大豆タンパクも乳タンパクも、アレルギーが作られる危険性があります。一つの対策として、低分子加工があります。分子量を小さくし、ペプチドレベルにまで低分子にすると、匂いや味が乳や大豆であっても、アレルギーになる可能性がとても低くなります（当院では低分子加工のプロテインを使用しています）。

米から抽出されたライスプロテインや、その他の低アレルギー性の原材料を使うことも増えてきています。

◇アミノ酸製剤

プロテインのサプリメントでもお腹の負担を感じる方には、消化酵素による分解の必要がない状態のアミノ酸を用いることで、必要なタンパク質量を賄うことが可能になります。不足しているタンパク質を補うことを目的にしているときには、必須アミノ酸の摂取などがお勧めです。

アミノ酸は、個々のアミノ酸が独自の作用を有することが知られるようになり、多くの病態改善のために応用されています。全てをここで紹介・説明することはできないので、代表的なアミノ酸について紹介します。

〈ＢＣＡＡ〉

バリン、ロイシン、イソロイシンという３種類のアミノ酸を、まとめてＢＣＡＡ(branched - chain amino acids：分岐鎖（ぶんきさ）アミノ酸）と呼びます。

ＢＣＡＡは、主に筋肉で代謝されるアミノ酸であるため、肝臓の機能が低下しているときにも有効に利用されます。

一般的にはカロリー消費の主役である筋肉量を増やす効果があることから、「ダイエットアミノ酸」などと呼ばれることが多いアミノ酸ですが、肝硬変という肝臓が重度に傷害された状態でも、タンパク質の代謝を改善させることから、処方の薬剤としてもBCAAは使われることがあります。

飲酒、投薬以外にも、脂肪肝など、肝臓に負担がかかることが多いため、BCAAは応用されることが多いアミノ酸です。

BCAAの一つであるロイシンは、インスリン様の作用があることがわかり、食前に摂取することによって、血糖値の上昇を抑え、食後のインスリン分泌を減らすことがわかりました。

またロイシンによって、タンパク質合成が刺激されることなどもわかり、従来の「タンパク質の材料」というアミノ酸の作用とは異なる、多くの作用が注目されるようになっています。

〈グルタミン〉

グルタミンは、小腸の粘膜が消化吸収するためのエネルギー源になります。そのため、処方箋で使うことができる胃薬にもグルタミンが応用されています。

オーソモレキュラーでも、消化吸収の効率を上げるためには、グルタミンは必須のアミノ酸です。腸内環境が悪化しているときには、乳酸菌などのプロバイオティクスであったり、食物繊維やオリゴ糖などのようなプレバイオティクスなどばかりが注目されますが、栄養素の吸収の場である腸粘膜の上皮にはグルタミンが必須なのです。

またストレスや病態時には、グルタミンの需要が亢進することが知られています。そのときには、必要なグルタミンを得るために、筋肉に含まれるタンパク質が分解され、血液中にグルタミンを供給します。グルタミンは気道や鼻腔（びくう）の粘膜にも必要であり、免疫の主役であるリンパ球も、グルタミンをエネルギー源としているため、風邪をひきやすいような方にもグルタミンは有効です。

さらにグルタミンは、興奮系の神経伝達物質のグルタミン酸と、抑制系のＧＡＢＡという、相反する2種類の神経伝達物質の材料でもあり、脳の機能の安定化には必須のアミノ酸です。また、体内で発生したアンモニアを除去する作用も有しており、多くの病態で応用が可能です。

◇ビタミンB群

全ての人にとって、最も重要な栄養素を選べと言われたら、ビタミンBと答えると思います。

まず、生物にとって最も重要なATPの産生は、ビタミンB群の不足によって容易に低下してしまいます。

糖質代謝にはビタミンB1、脂質代謝にはビタミンB2、タンパク質代謝にはビタミンB6がとても重要な補酵素で、ATP産生の主役であるTCAサイクルにはあらゆるビタミンB群が必要です。さらに神経伝達物質の合成経路にも、ビタミンB群であるナイアシン、葉酸、ビタミンB6、B12などが必要です。

従来ビタミンB群は、酵素の補酵素としての作用が中心であり、少量で十分であると考えられていました。ところがストレスによる消費が大きいことや、腸内環境によっても必要量が大きく異なることが知られるようになり、従来の必要量では足りないことが指摘されています。

さらに、動脈硬化や脳梗塞などと関係の深い過酸化脂質の発生や、老化や活性酸素の発生源として注目されている糖化反応を、強力に抑制する作用があることが知られるようになり、まさにビタミンＢ群のブレークスルーといわれることもあります。

サプリメントでは、品質に大きく差があるのが、このビタミンＢ群です。１カプセルあたりのビタミンＢの含有量を増やすことは、製法上ではとても容易なことです。そのため海外のサプリメントでは、Ｂ100やＢ200といった、１カプセルにビタミンＢ群が100㎎や200㎎も含まれていると表記されているものがあります。

ビタミンＢ群は、生体内に吸収されると相互作用を有していますが、サプリメントなどの形態で含有されているときには、互いを相殺してしまうことがあります。

そのため本来、ビタミンＢ群を効果的に効かせるためには、ビタミンＢ１、ビタミンＢ２、ビタミンＢ６、ビタミンＢ12、葉酸、ナイアシンなどなどを単独でコーティングし、触れ合っても反応しないように工夫する必要があります。

さらに、第２章でも述べましたが、水溶性ビタミンであるビタミンＢ群の場合には、製造工程でコスト削減のために水を使う場合には、完成品に表示通りの量が含まれていないこともあります。

また、代謝が低下してしまっているような状態では、ビタミンＢを補酵素として活性化させる核酸が不足しているため、ビタミンＢだけを摂取しても効果が乏しくなります。そのため、ビタミンBは核酸といっしょに摂ることが重要です。

核酸の原材料としては、タラの白子などが使われるため、大変高額な原材料となります。普通のサプリメントメーカーでは、ビタミンBをコーティングすることも、アルコールを用いて増粒を行なうことも、また核酸を同時に配合したり核酸の原材料にタラの白子を使うことも、コスト的に見合わないため採用されることはありません（当院では採用していますが）。

実際には国内で、これらの工程を経たビタミンB群のサプリメントを作ることができる工場は、数社しかありません。

◇鉄

鉄の吸収などについてはすでに詳しく説明しているため、ここではサプリメントについて述べることにします。

鉄と他のミネラルの吸収経路や、体内での鉄の存在様式から考えると、ヒトの身体は鉄に関してはヘム鉄の形で吸収し利用していることがわかります。すでに述べましたように、非ヘム鉄の吸収経路であるＤＭＴ-１（非ヘム鉄輸送体）は、他のミネラルの吸収経路でもあり、鉄で占拠してしまっては重要な他のミネラルの吸収障害を招くことになるため、マルチミネラルとして摂取し、吸収の調節はゴッドハンドである小腸粘膜にゆだねましょう。

鉄のサプリメントによって便が真っ黒になってしまったり、お腹の調子を崩してしまうときには、母乳に含まれているラクトフェリンを併用して鉄の吸収効率を高め、腸内環境を整える工夫も有効です。

ラクトフェリンは腸内細菌のバランスを整え、便通の改善も得られるため、結果として内臓脂肪が減ったり、ダイエット効果が期待でき、それらの効果を期待して多くの方々が利用している栄養素です。

めまい、肩こり、頭痛、疲れやすい、ニキビや肌荒れ、さらには抑うつ症状やパニック症状など、女性に多く見られる愁訴の背景には、潜在的な鉄不足が関係していることが多くあります。そのような場合でも一般的な検査では貧血と診断されないため、潜在性の鉄不足が見逃されてしまっています。

食事では赤身の肉やレバーなども増やし、安全に吸収されるタイプのサプリメントを用いて、積極的に補充したい代表的な栄養素です。

◇亜鉛

亜鉛は、私たちの身体に約２g存在し、２００種類以上の酵素反応に関与しています。なかでも亜鉛が活性の中心である酵素は、タンパク質代謝やＤＮＡ、ＲＮＡなどの遺伝子の発現に関与していることが多く、オーソモレキュラーではとても重要なミネラルになります。

この酵素反応について説明すると、１冊の本が必要になってしまうため、ここではオーソモレキュラーで、特に亜鉛の補充が必要な状態について、説明したいと思います。

亜鉛は細胞分裂の盛んな組織に多く含まれています。わかりやすいのは、爪、皮膚、粘膜、毛根などです。亜鉛の不足によって、特有の爪のトラブルが起きたり、抜け毛が増えたりすることになります。

また、精巣や前立腺なども細胞分裂が盛んで、亜鉛を多く必要とする組織なので、亜鉛不足は男性不妊の原因にもなります。卵巣の機能に関与している黄体ホルモンや、卵巣刺激ホルモン、さらには成長ホルモンや甲状腺ホルモンなど、重要なホルモンの分泌や作用に関係しています。

そのため亜鉛は、不妊治療中のオーソモレキュラーでは、夫婦ともども摂取することが多い栄養素になります。

膵臓（すいぞう）においては、インスリンの合成や分泌の調節にも亜鉛が深く関係しているため、糖質の摂取によって血糖値がスパイク状に上昇したり、不安定に変動してしまう機能性低血糖症の場合には、糖質制限食の導入とともに、適切な亜鉛の補充が必要になります。

糖質を食べてもインスリンが適切に分泌され、血糖値が安定することは、オーソモレキュラーの効果を得るためのポイントになります。ですから、亜鉛不足を正しく評価し補正することはとても大切です。

亜鉛は日常生活のストレス、飲酒、糖質摂取などによって消費され欠乏しやすくなります。

さらに、最近の加工食品には亜鉛の含有量が少ないことも、亜鉛不足が増えていることの原因として指摘されています。

また、食物繊維やフィチン酸（玄米に含まれる）によって亜鉛の吸収は低下してしまうため、健康志向の菜食中心の場合には、重度の亜鉛欠乏になっていることが多くあります。

亜鉛も、赤身の肉やレバー、カキなどの魚介類に多く含まれています。これらの食材は、鉄やビタミンB群も多く含み、オーソモレキュラー的にはスーパーフードといえるかもしれません。

◇ビタミンC

オーソモレキュラーの創始者の一人であるライナス・ポーリングは、風邪にたいするビタミンCの効果の研究で、一般の人々に広く知られるようになりました。世界中で行なわれている、がんに対する高濃度ビタミンC点滴療法も、ポーリングが基礎的な理論の構築に大きく貢献しています。

ポーリングは93歳で前立腺がんを患い亡くなったことから、ビタミンCの効果を否定されることがありますが、子どものころから病弱だったポーリングが、93歳まで元気に研究や講演などの活動を続けられたことが、なによりのオーソモレキュラーの効果といえるのではないかと思います。

オーソモレキュラーのレジェンドの一人であるエイブラム・ホッファー先生も同様で、91歳でお亡くなりになる直前まで、精力的に活動されていました。

ビタミンCは、必要量の個人差がとても大きな栄養素です。個人差が大きい理由の一つに、生活習慣やストレス、さらには発熱や炎症なども深く関係しています。喫煙者は非喫煙者に比較して大量のビタミンCが必要であることは知られています。どのぐらいの摂取量が最適なのかは、その時々で大きく異なります。自分にとってのビタミンＣの最適量を知るための方法をお伝えしましょう。

１回500㎎程度のビタミンＣを１～２時間ごとに摂取すると、徐々にお腹が張り、ガスが増えてきます。この量がそのときの最適な摂取量です。

ビタミンＣの摂取量が増え、腸管からの摂取量を上回ると、吸収されなかったビタミンＣが小腸から大腸へ流れることになります。ビタミンＣはアスコルビン酸であり、酸性を呈しているため、吸収しきれなかったビタミンＣが腸内で増えることによって、腸内が酸性に傾き、大腸菌や悪玉菌であるウェルシュ菌などのアルカリ性を好む腸内細菌が減り、酸性を好む乳酸菌などの善玉菌が増えることになります。善玉菌が増えたことによって発生するガスは、腐敗臭が少ないため、通常のガスの臭いとは異なり、不快ではありません。

ちなみに、善玉菌が優勢である母乳で育っている赤ちゃんの便は弱酸性であり、ガス（おなら）の臭いも便臭も、少し酸っぱい臭いであることが知られています。腸内環境が整い、便のpHが低く酸性に傾くと、便は黄色っぽくなり、腸内での停留時間が短くなるため水分が吸収されずに下痢気味になります。

風邪をひいたときやストレスを感じているときには、ビタミンＣの消費量が増大しているため、1回500mgのビタミンCを頻繁に摂取しても、なかなかガスが増えないことがあります。そのときには1回の摂取量を増やしたり、頻度を増やしたりして、ガスが増えてくる最適な量へ調整するとよいでしょう。

◇ビタミンD3

本書では、ビタミンD3について詳しく触れませんでしたが、従来、カルシウム代謝に関係し、骨を丈夫にするために必要なビタミンと考えられていたビタミンD3は、実は他にも多くの生体内機能を有することが知られるようになり、こちらもまさにブレークスルー的な栄養素です。

多くのビタミンやミネラルなどは、それぞれの血中濃度が体内の過不足を反映しないことが多いのですが、ビタミンD3に限っては、25-OH-ビタミンD3（25-ヒドロキシコレカルシフェロール、カルシジオール）の血中濃度が、体内のビタミンD3の充足度を知る指標になるといわれています。つまり、血液検査で血中濃度を測ることによって不足を知ることができる栄養素なのです。

オーソモレキュラーでは、骨粗鬆症などの従来いわれていたビタミンD3に関係する疾患だけでなく、じんましん、花粉症やアトピー性皮膚炎などのアレルギー関連疾患、リーキーガット症候群（腸漏れ症候群……腸が荒れることで腸の粘膜に穴が開いてしまい、本来であれば排除される有害物質やアレルゲンなどが体内に入り込んでしまう状態）も含んだ腸の不調や免疫の低下、発達障害やうつ病、統合失調症などの脳のトラブル、がんの患者さん、さらには不妊症などへもビタミンＤ３は応用されます。

オーソモレキュラーを行なう医療機関では、血液検査によって血中濃度を測定することが可能なので、摂取量を調節することができますが、一般的には25‐ＯＨ‐ビタミンＤ３として１日２０００IU程度であれば過剰になることがなく、安全に摂取できることが知られています。

理想的な濃度を維持できるようになると、本当に多くの疾患の改善につながります。粘膜が改善し、風邪をひきにくくなり、あらゆるアレルギーが軽減します。さらには不妊治療中の方で、卵子の質が劇的に改善される多くの患者さんの経過を診ていると、ビタミンＤ３は人の身体の根本的な機能の調節をしているような印象です。

第6章　オーソモレキュラーにおける検査

オーソモレキュラーでは、身体の中で起こっている変化を詳細に把握するために、通常の医療とは異なるいくつかの検査を行ないます。

ここでも重要なことは、病名を付ける診断をすることではなく、身体や心の不調の原因となっている要因をさぐることで、それが検査の目的になります。

糖尿病や高血圧などについては、明確な数値によって診断基準が定められています。がんであれば、画像診断や腫瘍マーカーなどによって、誰が見ても明らかに示されます。しかしオーソモレキュラーでは、慢性疾患が対象であるため、症状の原因になっているビタミンやミネラルの不足や、バランスの乱れについて、食事が問題なのか、消化管からの吸収が問題なのか、あるいは患者さんの代謝の特徴から消費が問題なのか、多くの要因について考慮することが必要になります。

そして実際には、多くの患者さんで、これらの要素が複雑に絡み合い、血糖値の変動が起こり、ビタミンやミネラルの不足やバランスの乱れが起こっています。

ここで紹介する検査は、通常の保険診療で行なわれている検査ではなく、また、評価方法も画一化されていないものもあります。それぞれが特殊な検査であり、海外の検査機関へ依頼するものも多く、検査にかかるコストも高額になります。

オーソモレキュラーに関わる専門家は、つらい症状を改善するための有効な情報を得るには、いったいどの検査が必要なのかを、適切に選択することが重要です。そしてさらには、検査によって得られた結果をどのように評価し、治療方針を立てるのかが、改善を得るために最も重要な仕事になります。

（1）血液検査

基準範囲内であっても、見えてくるものがある

血液検査は、内科などを受診したときや、人間ドック、健康診断などでもよく行なわれます。検査結果は、肝機能、腎機能、コレステロール値、血糖値、貧血の有無などについて、ある一定の基準値を参考に評価されます。つまり、積極的に治療が必要な、病的なレベルであるかどうかを判断するために行なわれるのが、血液検査といってもよいかもしれません。

保険診療で血液検査をする場合には、選択できる検査項目について厳しく制限されています。健康保険の財政が逼迫（ひっぱく）していることを考えると、致し方ないともいえますが、オーソモレキュラーから見ると、通常の検査でできる項目の種類と数では、身体で起こっている詳細な栄養面の変化を十分に把握するのは難しいのです。

血液検査で設定されている基準値は、病気でないと思われる95％の人が含まれる範囲を意味します。つまり、病気でないと思われる人であっても5％は基準値から外れ、異常値と判断されてしまいます。

そしてこの基準値の最も大きな問題点は、栄養素の不足やバランスの乱れについて判断するためには全くあてにならないということです。つまり、ある検査項目の値が基準範囲内にあったとしても、それは栄養面で問題がないということではないのです。

たとえば、血液中の重要なタンパク質であるアルブミンについて見てみましょう。

アルブミンの基準値は3.8〜5.2g／dLで、この範囲にあれば問題なしと判断されます。ところが東京都小金井市で行なわれた追跡調査では、70歳時の健康診断におけるアルブミンの値によって、その後の寿命に大きな違いがあることがわかりました。

基準範囲を下回る3.8g／dL以下のグループは、男女とも5年後、つまり75歳までにお亡くなりになる率がおよそ60％と高くなるのですが、基準範囲内であっても、70歳時のアルブミンの値が高ければ高いほど、75歳までに亡くなる率が下がることがわかります【資料6‐1】。

いくつかの検査項目を関連させて評価する

オーソモレキュラーで血液検査を評価するときには、いくつかの項目を関連させて、栄養や代謝の問題点を評価します。

ここでは鉄不足の評価について紹介します。通常では、鉄が不足すると貧血になるため、

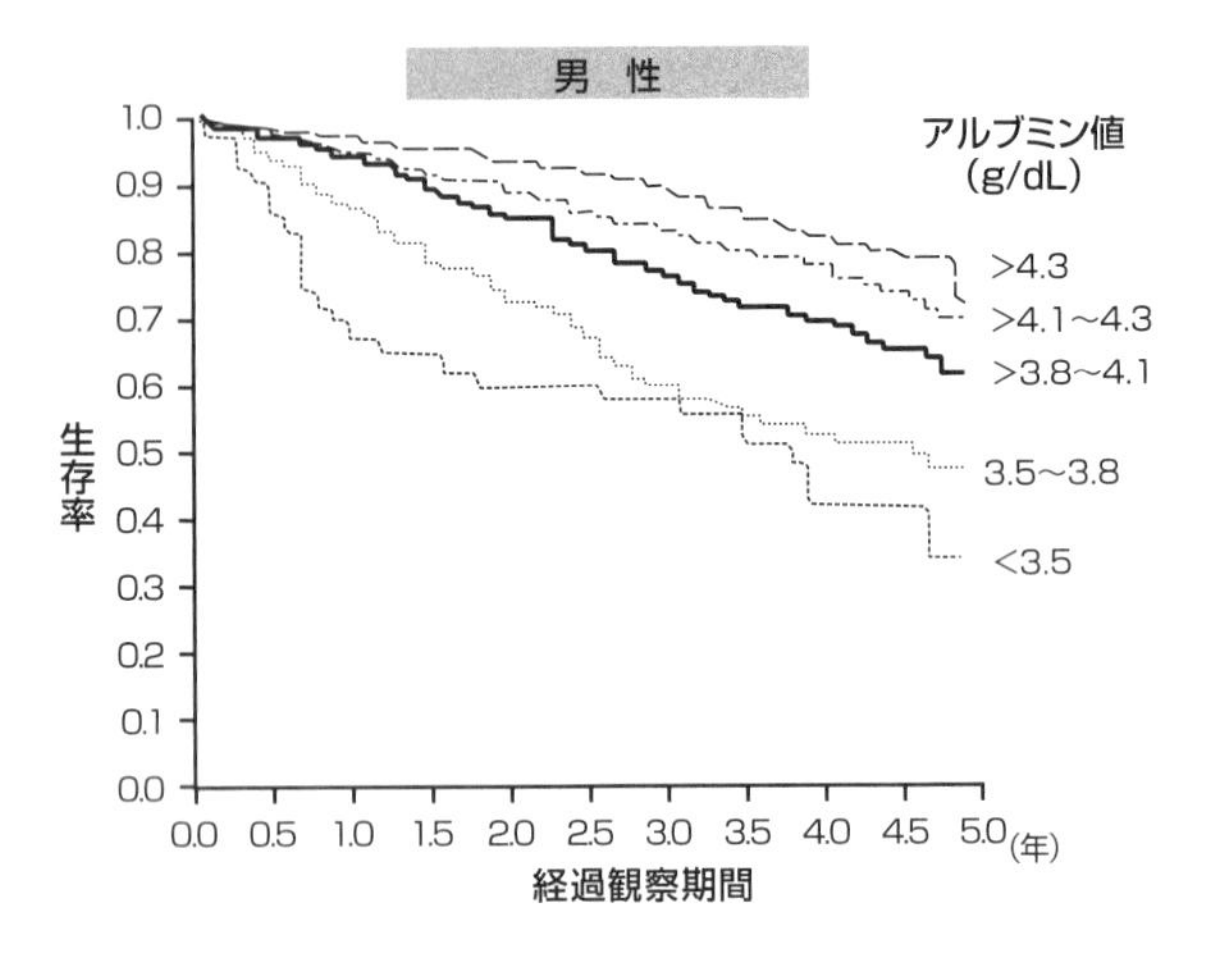

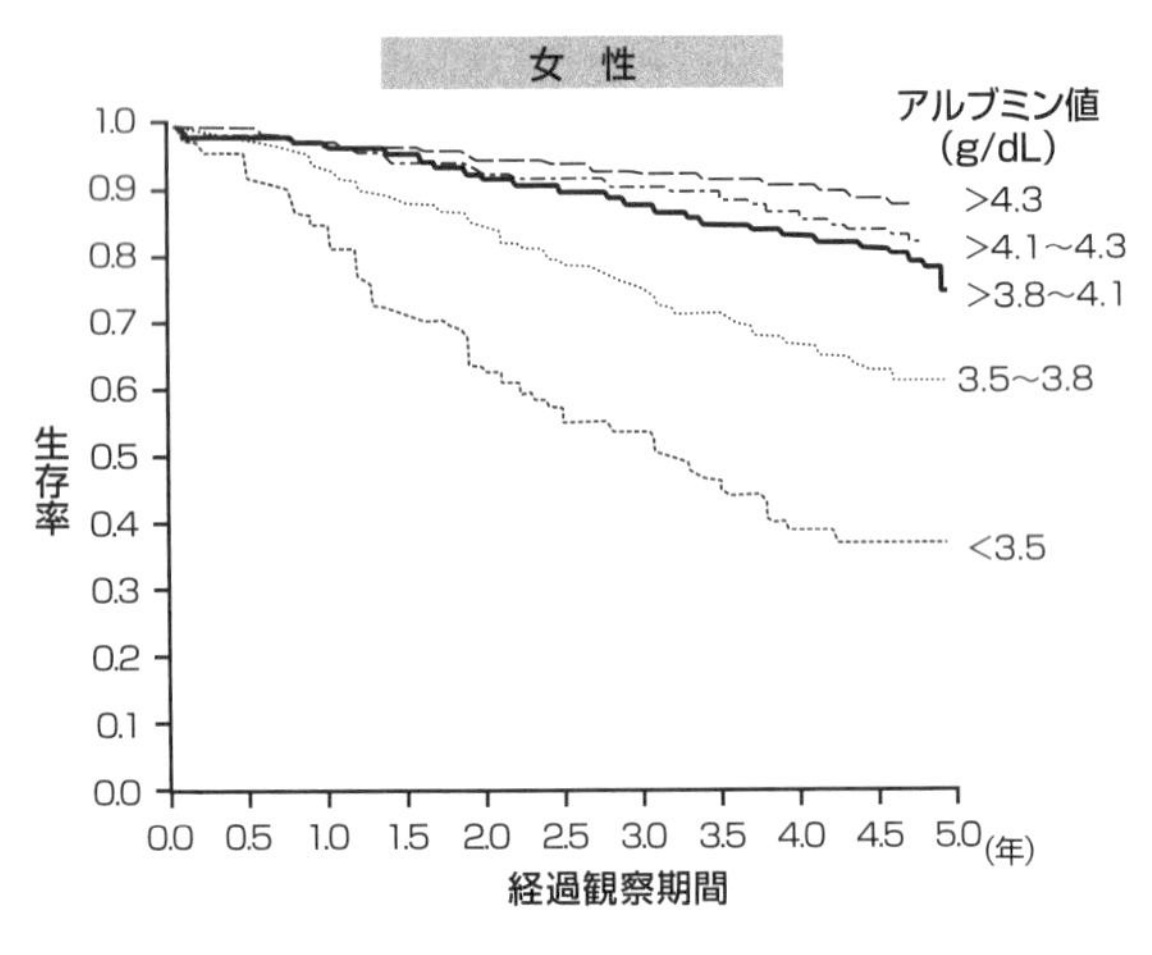

【資料6－1】70歳時のアルブミン値と、その後の生存率
（東京都小金井市の調査）

赤血球の数や、鉄を含むヘモグロビンの濃度の低下によって貧血を診断し、鉄不足を評価します。

ところが、貧血と診断されるよりもかなり前から、身体の中では実際に鉄の不足が起こっています。このことについては、私は２００３年に『治療』（南山堂）という内科系雑誌に論文（「貧血に対する栄養アプローチ」２００３年11月号）を投稿し、掲載されたことがあったのですが、残念なことに同業者である医師からは全く反響がありませんでした。

ところが、２０１４年４月にＮＨＫの健康番組『ためしてガッテン』で、国立精神・神経医療研究センターの気分障害先端治療センター長である功刀浩（くぬぎひろし）先生によって、この鉄不足が「新型鉄不足」として取り上げられたことで、鉄の不足が貧血だけでなく、うつ症状などのトラブルにも関係することが、広く一般の方々にも知られるようになりました。

この番組で紹介されていたのが、前にも述べましたが、フェリチンという血液検査項目です。フェリチンは通常では、身体の中に貯めてある貯蔵鉄の量を反映します。

この番組の放映後には、多くの方々が医療機関を受診し、フェリチンの測定を希望することになりました。そして数名の理解ある精神科医からも、鉄不足とうつやパニックなどの関係について一般書が発売されるようになっています。

今後は、貧血と診断されない鉄不足である「新型鉄不足」が、全ての診療科の医師に正しく理解されることによって、多くの女性の患者さんのつらい症状の改善につながるものと確信しています。

これまでの研究では、フェリチン値1ng／mLは貯蔵鉄8mgに相当し、成人では男女とも貯蔵鉄は1000mg必要であるため、その貯蔵鉄に相当するフェリチンは1000÷8＝125となります。

ところが、たとえばある検査会社のフェリチンの女性の基準値は、4.0～64・0ng／mLとなっており、これを参考にしてしまうと、理論的に適正な125ng／mLは、異常高値となってしまいます。女性のフェリチンの基準値は、125ng／mLを中央値として、その上下50ng／mLを上下限とするなどの見直しが必要だと思います。

とはいえ、先にも書きましたが、フェリチン値だけを見て鉄の過不足を判断するのも、また危険があります。

鉄の貯蔵形態であるフェリチンは、本来であれば、腸管粘膜、肝臓、脾臓など、全身の臓器に分泌し、鉄不足に備えています。そしてそれらの臓器や組織から一定の割合で血液中に漏れ出しているのが、血液検査で測定できるフェリチン値になります。

そのため、フェリチンを多く蓄えている組織や臓器に炎症などのトラブルが起こったりすると、血液中への逸脱が増えてしまいます。そうなると、実際には貯蔵鉄が十分でなく、本来であればフェリチンは低値になるはずの状態でも、適正な値や高値になってしまうのです。つまり、フェリチン値によって貯蔵鉄量が把握できなくなるのです。

こうしたことを防ぐために、オーソモレキュラーでは、鉄に関連する多くの項目を測定し、鉄代謝の全体を把握するようにしています。

9項目のデータを見ることで見えてくる貧血の実態

めまいや頭痛、疲労感の改善を目的に受診された40代の女性の患者さんの検査データです【資料６－２】。

鉄に関連する項目では、ヘマトクリットのみが基準値を超えているだけで、残りの項目は全て基準範囲にあります。さらに貯蔵鉄を反映するはずのフェリチンも基準範囲内にあります。貧血でなく、フェリチンが低値の鉄欠乏状態でもない。ヘマトクリットが高いため、どちらかというと鉄が多く、血液がドロドロの状態であると判断されることが多いと思います。

ところが、血清鉄とＵＩＢＣ（不飽和鉄結合能＝鉄と結合していないトランスフェリン）

検査項目	検査結果	基準値（単位）
赤血球数	471	438 ～ 577 (万/μL)
ヘモグロビン	14.8	11.3 ～ 15.2 (g/dL)
ヘマトクリット	45.6	33.4 ～ 44.9 (%)
MCV	96.8	79.0 ～ 100.0 (fL)
MCH	31.4	26.3 ～ 34.3 (pg)
MCHC	32.5	30.7 ～ 36.6 (%)
フェリチン	142	5.0 ～ 152 (ng/mL)
Fe（血清鉄）	97	48 ～ 154 (μg/dL)
UIBC（不飽和鉄結合能）	318	108 ～ 325 (μg/dL)

【資料6−2】40代・女性（めまい・頭痛・疲労感）
：血液検査データ（鉄に関連する項目）

の2つの値の合計から、この患者さんの身体は鉄が足りないので、もっと鉄を欲しがっていることがわかるのです。

この2つを足したときには、300ぐらいの値がベスト（血清鉄が100、UIBCが200ぐらいがベストです）なのですが、この方の場合には、足した値が400を超えており、これは鉄が足りないということを示しています。鉄が足りない状態ですと、鉄と結合していないトランスフェリン（UIBC）を増やそうとしますので、UIBCが高い値となるのです。

普通はこの値を見ませんし、見たとしても、それぞれの値を基準値と比べてみるだけですから、鉄不足という解釈にはなりません。

つまり、この患者さんのフェリチンは、貯蔵鉄量を反映するものではなく、フェリチンを多く含む組織や臓器のトラブルを示すものであると理解することができます。

この患者さんは、長年の飲酒習慣があり、また食事では野菜が多く、肉類をほとんど食べてこなかったそうです。このような食習慣では、鉄の不足だけでなく、ビタミンB群の不足をともないます。

なかなか改善しないめまいや頭痛の原因が貧血ではないかと思い、自分でインターネットを使って、海外の鉄のサプリメントを購入し、服用していたことがわかりました。

オーソモレキュラー的には、食生活の改善と、葉酸を多めにビタミンB群をサプリメントで補充し、少量のヘム鉄を補充しました。3カ月ごとに検査を行なったところ、症状と検査データのすばらしい改善を得ることができました。

この例から、栄養状態をきちんと評価するために、オーソモレキュラーでは血液検査で多くの項目を関連付けて評価するということをご理解いただけたと思います。この方法は、基準値内にあるかどうかで評価する従来の診断と異なっているため、一般の医師には理解されていません。

しかし、通常の人間ドックや健康診断で測定する項目でも、あるいは内科などで病態を把握するための検査項目でも、オーソモレキュラー的な解釈方法を用いれば、ある程度の栄養状態の問題点を把握することが可能です。

私は医師として、患者さんからいただいた貴重な血液検査の結果を、基準範囲内かどうかだけで判断し、病気かどうかだけを診るのでは不十分であると考えますし、採血の痛みに耐えて血液を提供してくれた患者さんに対して失礼であると思っています。ですので、オーソモレキュラー的な血液検査データの読み方について、2000年ごろからセミナーや各種の媒体を通して伝えてきました。

2018年はじめには、このような検査データの読み方を理解し、実際の臨床で応用している医師や歯科医師は2000名を超えました。また医師だけでなく、薬剤師、看護師、管理栄養士、歯科衛生士、鍼灸師、柔道整復師など、国家資格を持っている健康に関わる専門家の方々にも、オーソモレキュラー的な生化学の知識や血液検査データの意味についてセミナーを開き、伝え始めました。

この流れは、食と栄養に興味と関心を持つ一般の方々にも広がり、SNSなどを通しても活発な情報発信と意見交換が行なわれるようになっています。

（2）ミネラル検査

血液検査では、鉄や亜鉛など、身体に多く含まれているミネラルについては過不足を評価することができますが、その他の微量ミネラルの過不足を正確に評価することが困難です。

また、水銀や鉛などの、身体にとって有害なミネラルの蓄積を評価することは、血液検査では困難です。有害ミネラルの蓄積は、慢性疾患の隠れた増悪因子であり、微量ミネラルと有害ミネラルの情報を知ることは、病態の改善にとって重要です。

この本では、ミネラルの検査方法について詳しく説明することはできませんが、それぞれの検査方法の特徴をお伝えしたいと思います。

◇毛髪ミネラル検査／爪ミネラル検査

毛髪や爪は、ミネラルの不足やバランスの乱れによって大きく影響を受けます。鉄や亜鉛をしっかりと補うだけで、女性であれば美容院で髪質が良くなったことを指摘されます。男性でも抜け毛が減るのでとても喜ばれます。

このように、ミネラルの不足は、髪の毛や爪に大きく影響します。それは爪も髪の毛も、タンパク質のケラチンを多く含む組織であり、ミネラルの影響を強く受けるためです。

ケラチンの特徴は、システインというアミノ酸を多く含むことです。システインはS‐S結合というアミノ酸どうしが強く結合する部位を多く含んでいるため、硬い組織を作ります。S‐S結合というのは硫黄分子（元素記号S）を含む構造を持っているため、他のミネラルを巻き込む作用を有しています。このため水銀や鉛などの有害ミネラルは、毛髪や爪などにゆっくりと排泄される特徴があります。

毛髪や爪に含まれるミネラルの量は、体内に存在しているミネラルの過不足を示すものもありますが、体内の量とは関係がなく排泄されるミネラルなどもあり、評価するためにはそれらの特徴を理解することが大切です。

40代の女性の毛髪ミネラル検査の結果データです【資料6‐3】。有害ミネラルでは、水銀や鉛などは低めの値になっていますが、体内の蓄積が少ないというわけではありません。必須ミネラルでは多くの項目が低値側にシフトしており、こうした場合には、ミネラルの輸送障害などが考えられます。

毛髪も爪も、その成長に必要なミネラルやその他の栄養素を、細胞外液から供給されるた

Toxic & Essential Elements; Hair 有害 & 必須ミネラル：毛髪

有毒な金属

		検出量（μg/g）	基準値	
アルミニウム	(Al)	4.3	<	7.0
アンチモン	(Sb)	< 0.01	<	0.050
ヒ素	(As)	0.12	<	0.060
バリウム	(Ba)	0.27	<	2.0
ベリリウム	(Be)	< 0.01	<	0.020
ビスマス	(Bi)	0.005	<	2.0
カドミウム	(Cd)	< 0.009	<	0.050
鉛	(Pb)	0.13	<	0.60
水銀	(Hg)	1.1	<	0.80
プラチナ	(Pt)	< 0.003	<	0.005
タリウム	(Tl)	0.001	<	0.002
トリウム	(Th)	< 0.001	<	0.002
ウラン	(U)	0.001	<	0.060
ニッケル	(Ni)	0.15	<	0.30
銀	(Ag)	< 0.006	<	0.15
スズ	(Sn)	< 0.02	<	0.30
チタン	(Ti)	0.44	<	0.70
有害重金属総量負荷度				

百分位数（パーセンタイル）　68th　95th

必須ミネラル

		検出量（μg/g）	基準値	
カルシウム	(Ca)	780	300-	1200
マグネシウム	(Mg)	54	35-	120
ナトリウム	(Na)	25	20-	250
カリウム	(K)	12	8-	75
銅	(Cu)	40	11-	37
亜鉛	(Zn)	190	140-	220
マンガン	(Mn)	0.07	0.08-	0.60
クロム	(Cr)	0.29	0.40-	0.65
バナジウム	(V)	0.018	0.018-	0.065
モリブデン	(Mo)	0.034	0.020-	0.050
ホウ素	(B)	0.29	0.25-	1.5
ヨウ素	(I)	0.41	0.25-	1.8
リチウム	(Li)	0.005	0.007-	0.020
リン	(P)	179	150-	220
セレン	(Se)	0.93	0.55-	1.1
ストロンチウム	(Sr)	1.3	0.50-	7.6
イオウ	(S)	43500	44000-	50000
コバルト	(Co)	0.002	0.005-	0.040
鉄	(Fe)	6.2	7.0-	16
ゲルマニウム	(Ge)	0.031	0.030-	0.040
ルビジウム	(Rb)	0.012	0.007-	0.096
ジルコニウム	(Zr)	< 0.007	0.020-	0.42

百分位数（パーセンタイル）　2.5th　16th　50th　84th　97.5th

検体データ

コメント：
毛髪採取日：05/09/2016
検体到着日：05/17/2016
検査完了日：05/19/2016
検査方法：ICP/MS

検体量：0.2g
検体種類：Head
頭髪の染色：
トリートメント：
シャンプー：

参考比

ミネラル	比率	標準範囲
Ca/Mg	14.4	4- 30
Ca/P	4.36	1- 12
Na/K	2.08	0.5- 10
Zn/Cu	4.75	4- 20
Zn/Cd	> 999	> 800

【資料6－3】40代・女性（疲労感、抑うつ感、月経前の不調）
：毛髪ミネラル検査

め、毛髪や爪に含まれるミネラルは、細胞外液からのものです。このため、細胞外液ではなく細胞内に入り込んでしまった有害ミネラルの蓄積量は、毛髪や爪の分析によってでは正確に評価することができません。つまり、毛髪や爪ミネラル検査で水銀などの有害金属の量が少なくても、身体の蓄積量が少ないということではないのです。

逆に、毛髪ミネラル検査で水銀が高値であったとしても、蓄積量が多いということでもないのです。事実、私の毛髪ミネラル検査では水銀がとても高値に出るのですが、実際の蓄積量を調べると、そう多くはありません。高値になる理由としては、髪の毛から積極的に有害な重金属を排泄できているということを示しているものと解釈しています。

つまり、身体の中で、メタロチオネインという金属結合性のタンパク（亜鉛を必要としています）と、グルタチオンという解毒をするタンパクがきちんと作られているため、それらのタンパクが共同作業で、細胞の中から細胞の外へ、有害物質を引っ張り出してくれているのだと解釈しています。

◇尿路排泄重金属検査

一度細胞内に蓄積されてしまった有害ミネラルの量を知るためには、強力にミネラルと結

Toxic Metals ; Urine 尿経路排泄重金属検査

有毒重金属				
		数値 μg/g クレアチニン	標準範囲	標準値内 高い
アルミニウム	(Al)	55	< 35	
アンチモン	(Sb)	<dl	< 0.2	
ヒ素	(As)	37	< 80	
バリウム	(Ba)	1.9	< 7	
ベリウム	(Be)	<dl	< 1	
ビスマス	(Bi)	<dl	< 4	
カドミウム	(Cd)	1.8	< 1	
セシウム	(Cs)	12	< 10	
ガドリニウム	(Gd)	<dl	< 0.8	
鉛	(Pb)	12	< 2	
水銀	(Hg)	26	< 4	
ニッケル	(Ni)	5.3	< 10	
パラジウム	(Pd)	<dl	< 0.15	
プラチナ	(Pt)	<dl	< 0.1	
テルル	(Te)	<dl	< 0.5	
タリウム	(Tl)	0.8	< 0.5	
トリウム	(Th)	<dl	< 0.03	
錫	(Sn)	0.4	< 5	
タングステン	(W)	<dl	< 0.4	
ウラン	(U)	<dl	< 0.04	

クレアチニン			
	数値 mg/dL	標準範囲	-2SD -1SD MEAN +1SD +2SD
クレアチニン	49.7	30- 225	

検体データ

コメント：Results checked.

検体採取日：26/04/2016	レシートに pH: Acceptable	採取期間： timed: 6hours
検体受託日：30/04/2016	<dl: less than detection limit	量：
検査完了日：05/05/2016	誘発物：DMSA 1000MG	誘発物：POST PROVOCATIVE
方法： ICP-MB	クレアチニン by Jaffe Method	

【資料6－4】40代・女性（疲労感、焦燥感）：尿誘発検査

合する性質を持つキレート剤を投与し、その後の尿中へのミネラル排泄量を評価することが必要になります。

【資料6-4】は、40代女性の尿路排泄重金属検査のデータです。DMSAというキレート剤を用いて、体内に蓄積している重金属を尿中に排泄させています。水銀や鉛が多く尿中に排泄されていることがわかります。

キレート剤を用いるときには副作用が出ることがありますので、検査方法や副作用に精通した医師の指導によって検査を受けてください。

(3) 尿中有機酸検査

尿中に排泄される各種代謝産物を測定することによって、体内の状態を把握する検査です。細胞内の代謝プロセスや酸化ストレス、さらにはデトックス、脳内ホルモン、腸内環境、カンジダの感染など、多くの情報を得ることができるといわれています。実際に、ある種の先天的な代謝性疾患の診断には必須の検査でもあります。

オーソモレキュラーにおいても、有効な情報を知ることができる検査ですが、同じときに採取した尿を、３つの検査会社に解析を依頼してみたところ、それぞれが全く異なる結果の報告になりました。

大きく結果が異なった検査項目には、治療方針に影響があるものも多く、検査会社の選定や結果の正確性について、今後に検討が必要であると思っています。

（４）遅延型（ＩｇＧ型）食物アレルギー検査

オーソモレキュラーでは、必要なタンパク質を食事からも積極的に摂取することが重要であり、食物アレルギーについては十分に注意を払う必要があります。

従来の食物アレルギーの考えでは、そばや鯖（さば）のアレルギーのように、食べるとすぐにじんましんが出たり、喘息発作が起こるようなアナフィラキシーをともなう症状が重要視されていました。

もちろんこのような従来の即時型アレルギーは、ときに重症化し、命に関わることもあるため、臨床での注意は必要です。

ここで紹介する遅延型アレルギーは、食物に対するＩｇＧ抗体という免疫反応を測定する検査方法です。遅延型という名称の通り、食べてもすぐに症状が起こらないことも多くあるので、たとえＩｇＧ抗体がある食材であっても、自覚する症状がなかったり、症状があっても、それが食べ物に対するアレルギー症状であると認識されていないことが多くあります。

この検査方法は、血液を指先から1滴とれれば十分であり、インターネットからどなたでも検査キットを購入することができるため、数年前に「隠れ食物アレルギー」としてテレビなどでもしばしば取り上げられた際には、多くの方々がこの検査を行ないました。

その結果、日常多く食べている食材のほとんどに、アレルギー反応が陽性であるという結果が出てくることになりました。特にお子さんのトラブルで悩んでいるお母さん方は、この結果から、いったい子どもに何を食べさせたらよいのかと不安になり、多くの方が小児科医へ相談しに受診することになったのです。

通常の医師は、ＩｇＧ型アレルギーの臨床的な意味をよく理解していません。そのために、ほとんどの食材に陽性反応がある検査結果を見て、検査方法に疑問を感じたのでしょう。平成27年2月には、日本アレルギー学会から正式に見解が発表されました。それには、「ＩｇＧ抗体検査結果を根拠として原因食品を診断し、陽性の場合に食物除去を指導すると、原因ではない食品まで除去となり、多品目に及ぶ場合は健康被害を招くおそれもある」と書かれています。

この見解はその通りなのですが、多品目にＩｇＧ抗体が陽性であるときには、腸のトラブルが背景にあるという解釈をするべきなのです。つまり、腸粘膜が弱くなり、先述した「リーキーガット（＝腸漏れ）」の状態になっているので、多くの食材にたいしてアレルギー反応が起こっているのです。

対応としては、陽性反応が出ている食材をできるだけ連日続けて摂取しないようにすることです。そして腸粘膜をさらに悪くする食材である、グルテンとカゼイン、つまり小麦製品と乳製品をまず抜いてみるということです。

そしてオーソモレキュラー的には、腸の粘膜を丈夫にする栄養素（グルタミンやビタミンDなど）を補充することで、どのような食材であってもアレルギー反応が起こらないように、根本的な対応をすることになります。

【資料6-5】は、発達障害で慢性の下痢症状のある9歳男児の遅延型食物アレルギー検査のデータです。多くの食物にたいしてＩｇＧ抗体が上昇していることがわかります。

このようなときには、全ての食材を除去するのではなく、小麦グルテンと乳カゼインをしっかりと除去し、その他の食材についてはローテーションを組みながら食材を選ぶことになります。

（5）腸の検査

胃腸の検査では、一般的に知られているものでは、胃カメラや大腸カメラのように、実際の粘膜の状態を調べたり、潰瘍（かいよう）やがんなどの病気がないかをチェックするものがあります。

しかし、オーソモレキュラーでは、栄養素の吸収や、腸内細菌のバランス、さらにはリーキーガット症候群のような、見えない腸粘膜のトラブルを知ることが重要に

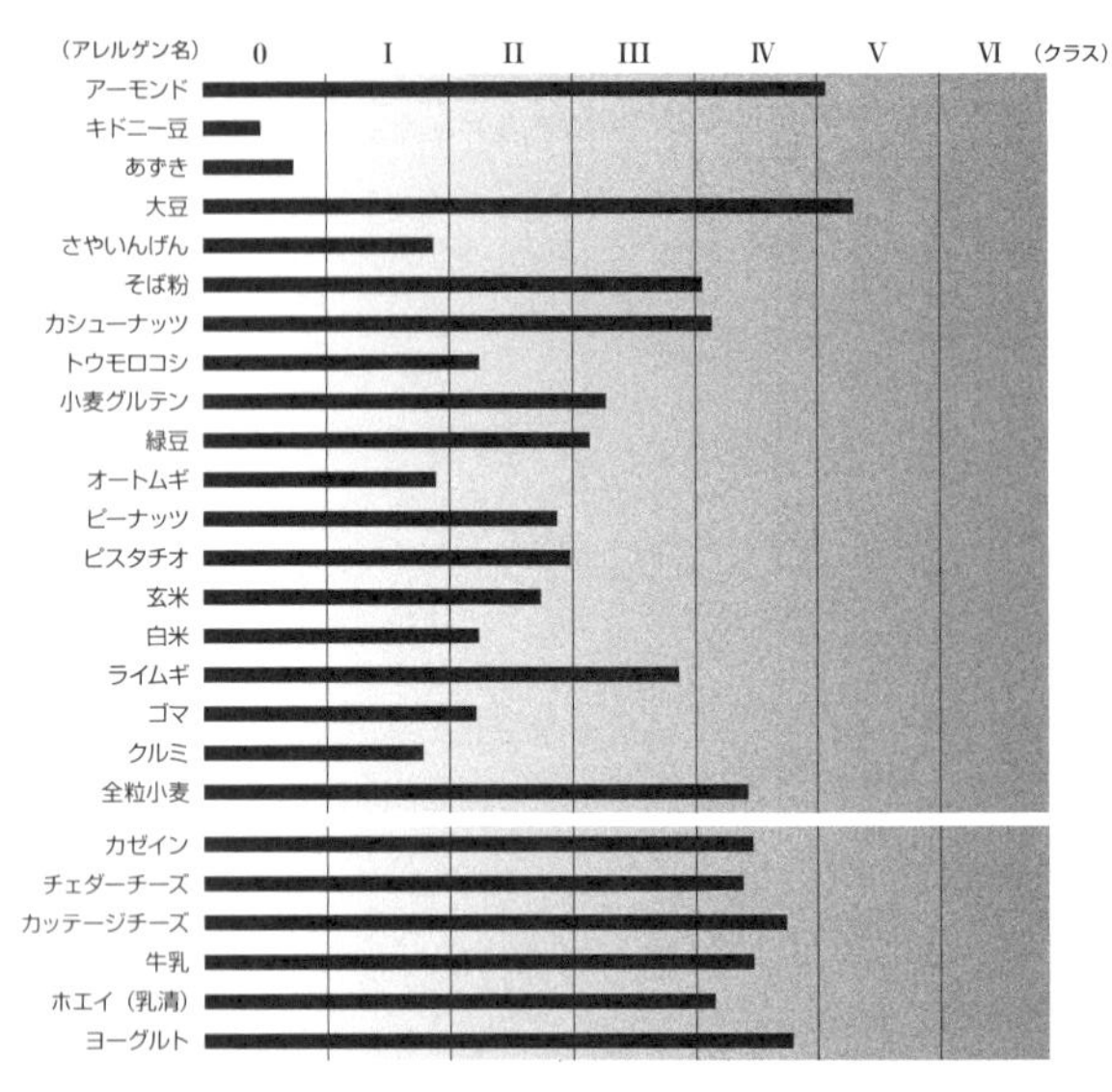

【資料6－5】 9歳・男児（発達障害、慢性下痢）
：遅延型食物アレルギー検査の一部

なります。

腸粘膜の機能が低下すると、多くの栄養素の吸収が阻害されてしまいます。特にミネラル類の吸収阻害は大きく、マグネシウムや亜鉛などの重要なミネラルをいくら摂取しても、なかなか吸収されず、症状の改善に結びつかないことが多くあるため、オーソモレキュラーでは腸の改善は重要なアプローチになります。

便を採取して、その便に含まれる多くの物質を測定することによって、腸粘膜の微少な炎症を予想したり、便中に含まれる細菌を測定して、腸内細菌の様子を知る手がかりにすることもできます。

ただし、便中に排泄される細菌を調べるときには、生きた菌を培養する方法であっても、ＰＣＲ法という遺伝子を測定する方法であっても、口腔内から肛門までのどこにいた細菌なのかを正確に知ることができません。

腸内細菌は、口腔から大腸までのどこに生息しているのか、その数はどの程度なのかがとても重要になります。現状では、どの検査であっても、この問題点を全てクリアできる完璧な検査はなく、科学が進んだ現在であっても、腸内はブラックボックスといえるかもしれません。

Bacteriology

12. Beneficial Bacteria（善玉菌）

Organism	Result
Lactobacillus species（乳酸菌）	*NG
Escherichia coli（大腸菌）	4+
Bifidobacterium（ビフィズス菌）	4+

13. Additional Bacteria（その他の細菌）

Organism		Result
alpha haemolytic Streptococcus（α溶血性連鎖球菌）	NP	4+
gamma haemolytic Streptococcus（γ溶血性連鎖球菌）	NP	4+
Bacillus species（バチルス属）	PP	4+

14. Mycology（菌学）

Organism		Result
Rhodotorula species（赤色酵母〔ロドトルラ属〕）	NP	2+
Candida parapsilosis（カンジダ・パラプシローシス）	PP	3+

【資料6－6】30代・女性（胃腸の不調、下痢と便秘を繰り返す）
：便総合検査の中の培養検査

【資料6-6】は、30代女性の便総合検査の中の培養検査の結果です。

この女性は胃腸の不調があり、下痢と便秘を繰り返していました。本来検出されるべき乳酸菌が便中にみとめられず、また、カンジダ菌が多く、腸内細菌のバランスが大きく乱れていることがわかります。

多くの疾患を慢性化させてしまう原因の一つであるリーキーガット（腸漏れ）症候群については、前述した遅延型食物アレルギー検査によって間接的に予想することができますが、その他には、ラクツロース・マンニトール検査（2つの水溶性糖分を使った尿検査）やゾヌリン検査（ゾヌリンという小腸で放出されるタンパク質の血中濃度を調べる検査）

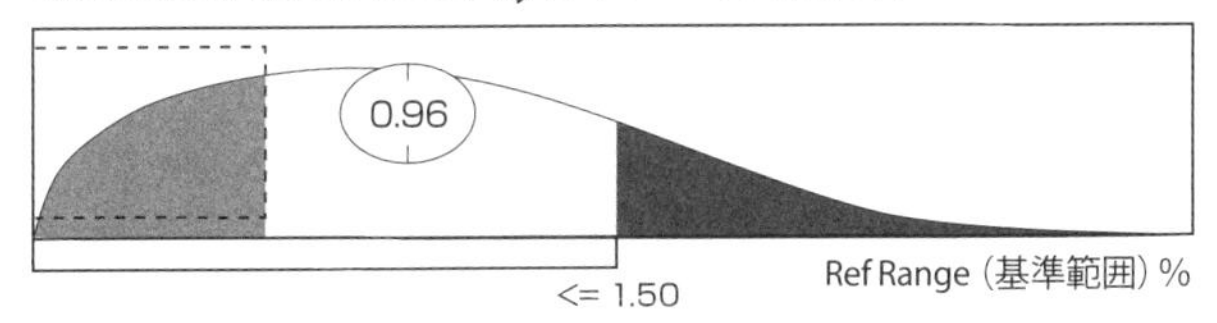

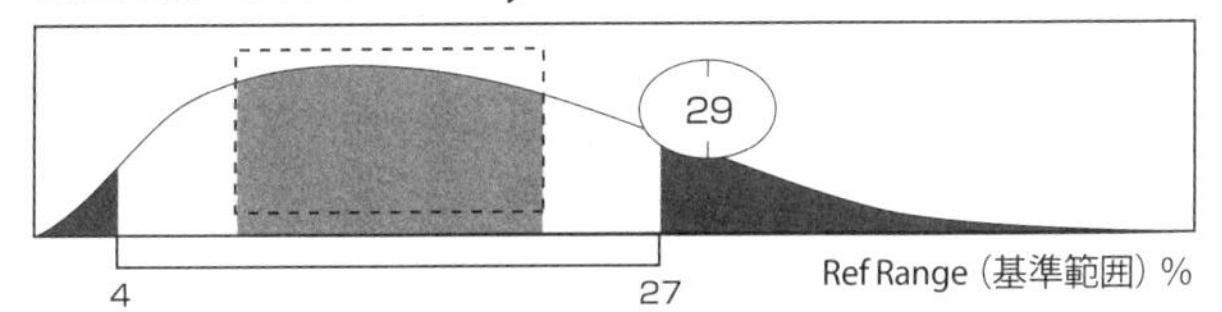

【資料6−7】50代・女性（慢性疲労、抑うつ）
：ラクツロース・マンニトール検査
ラクツロースも、またマンニトールも、基準範囲より多く排泄されているため、リーキーガットの状態であることがうかがえる。

などで、直接的に腸粘膜の機能を調べることができます。

いずれの検査も、基本的に米国の検査会社へ検体を輸送するもので、検査料金が高額になってしまいます。

【資料6-7】は、50代女性のラクツロース・マンニトール検査です。本来であれば尿中にはほとんど排泄されないラクツロース（分子量が大きく、口から摂っても腸から吸収されないため、尿からは排出されないはずのもの）が排泄され、分子量の小さいマンニトール（腸から吸収されて尿に出るもの）も、普通よりも排泄量が増えているため、腸粘膜の透過性が亢進した強いリーキーガット（腸漏れ）の状態であることがわかります。

つまり、腸の目が粗くなっているため、粘膜を素通りしてしまっているものが多く、分子量の大きいものまでも身体の中に入り込んでしまっていることがわかるのです。

(6) 副腎の検査

副腎は、左右両方の腎臓の上にある5g程度の小さな臓器です。副腎には、副腎皮質と副腎髄質の2層があり、そのそれぞれから、私たちの生命活動にとってとても大切なホルモンが合成分泌されています。

副腎皮質からは、コレステロールを原材料として副腎皮質ホルモンが合成されます。副腎皮質ホルモンには、ストレスや炎症などに対抗したり血糖値の調節に関与する糖質コルチコイドや、血圧の維持やミネラルの調節をしている鉱質コルチコイド、さらには性ホルモンの一部などが分泌されます。

副腎髄質からは、アドレナリンやノルアドレナリンなどのカテコールアミンが分泌され、血圧をはじめ自律神経反応の中心的な役割をしています。

これらのホルモンの役割を考えると、副腎の機能が低下してしまうと血糖や血圧の調節が乱れ、低血糖症や起立性低血圧などの症状の原因になることが理解されます。さらには長引く慢性の炎症性疾患で自己のステロイドホルモン（副腎皮質ホルモン）の合成が追いつかず、薬剤としてステロイド剤を用いなければならなくなってしまいます。

通常の治療法で十分な改善が得られずに、オーソモレキュラーを希望して受診される患者さんの多くは、副腎の機能が低下している副腎疲労の状態ということができます。副腎疲労は、それだけが単独した独立の病気ではなく、日常生活のストレスや、糖質中心の食生活による血糖の乱高下、さらには長引く病気などによって、副腎が長期間にわたり酷使されてしまったことによって生じるものです。

そして副腎疲労が生じることによって、さらに血糖値の乱高下が激しくなったり、ストレスへの抵抗力が著しく低下してしまうことにつながり、複雑な病態が形成されてしまいます。

副腎の機能を調べる検査には、唾液を使い一日の副腎皮質ホルモンの分泌を調べるものや、副腎から分泌されるホルモンの代謝産物を尿で調べる方法などがあります。

【資料6‐8】は、20代のうつ病と診断された女性の唾液コルチゾールの日内変動検査のデータです。うつ病と診断されている多くの患者さんに見られる典型的な唾液コルチゾールの日内変動の形です。

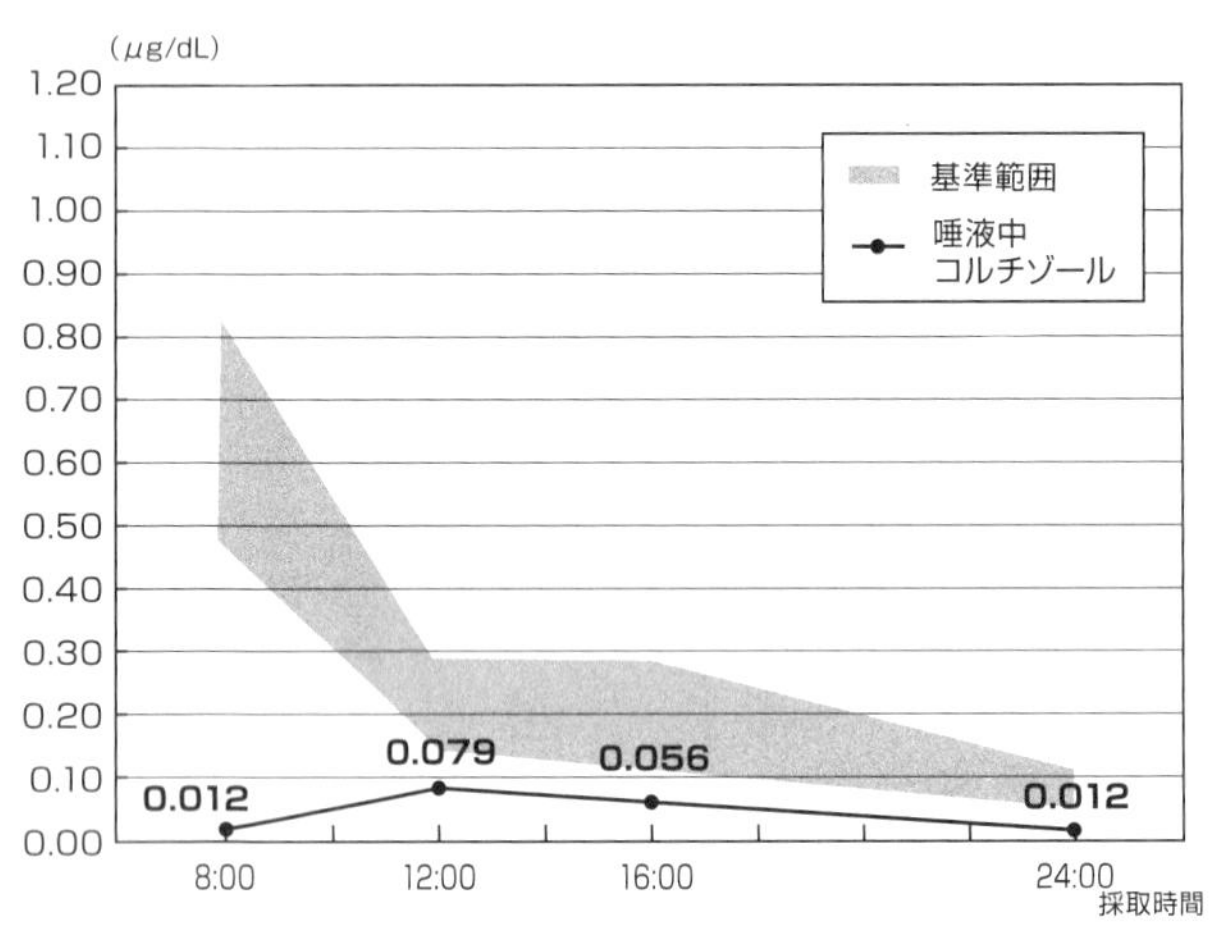

【資料6－8】20代・女性（うつ病）：唾液コルチゾール日内変動検査

朝のコルチゾール分泌の低下が著しいため、朝起きられなかったり、早朝の低血糖など、うつ症状以外にも多くの症状を呈することになります。うつ病と診断されると、投薬治療が繰り返されます。

【資料6－9】は、20代のうつ病男性の唾液コルチゾールの日内変動検査結果です。朝から午前中にかけて身体がだるく、抑うつ症状をともなうことが多いといいますが、夕方からは元気になるため、「5時から男」とあだ名がつけられているそうです。なかなか寝付けないという症状も、このグラフから理解することができます。

いずれにしても、副腎を休ませることは、ストレスが多い現代社会では、特に身体にト

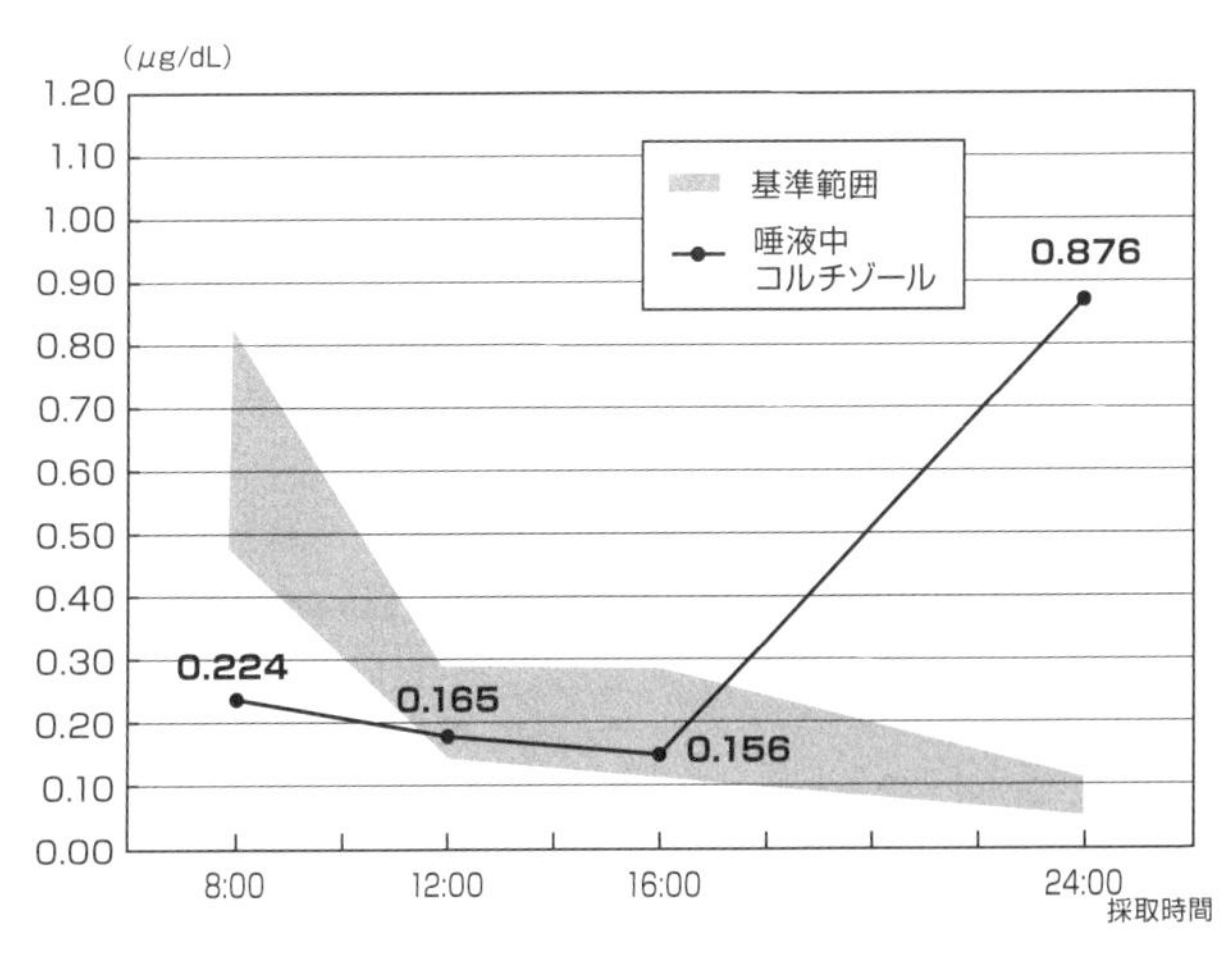

【資料6－9】20代・男性（うつ病）：唾液コルチゾール日内変動検査

ラブルがない健康な状態の人であっても重要なことです。副腎を休ませるためには、血糖値を急激に変動させないことが何よりも重要で、ストレスをためないこととともに、基本的なアプローチになります。

ここで紹介した検査の他にも多くの検査を、オーソモレキュラーでは行なうことがあります。どの検査でも大切なことは、出てきた結果をどのように評価し、治療に役立てるかということです。

腸がよほど丈夫で完璧な状態でなければ、遅延型食物アレルギーを全て正常化させることはできないでしょう。また、抗生物質や精製した食材の摂取、さらには知らないうちに含まれていた農薬や添加物の影響を私たちは受けています。腸内環境の検査を行なっても、全てが理想的な状態であるようにすることはとても困難です。重金属やカンジダを完璧に身体から除去することは、不可能であると考えたほうがよいでしょう。

医療従事者として大切なことは、検査結果が患者さんのつらい症状にどのように関係しているのか、もし関係しているのであればどの程度の治療を行ない、影響を減らしていくのかを判断することです。

そして日常生活では、腸や副腎をいたわり、自己治癒力を高めるために有効な生活習慣を身に付けることです。

この中でも大切なことが、食事であり、ストレスのマネージメントになるのです。

第7章　オーソモレキュラーの可能性
――不妊症、抗加齢医学、がんへの応用

ここまで本文において、代表的な疾患における数名の患者さんの経過についてお伝えしてきました。

オーソモレキュラーは、栄養という側面から、人の身体の機能を根本的に変えていく治療法です。そのため、様々な病気の治療だけでなく、アンチエイジングやエイジングケアなどの分野や、従来の確立されている治療法にたいして、積極的に補完併用することによって、治療効果を高めることが可能になります。

ここでは本文中で取り上げられなかった分野（不妊症、アンチエイジング、がん）における、実際の患者さんの経過について、紹介したいと思います。

（1）不妊症への応用

不妊治療での栄養の重要性が注目されている

不妊症は、妊娠を希望されている夫婦にとって、大きな問題になります。不妊症への治療は、めざましく進歩しており、従来であれば挙児困難と思われていた状態であっても、妊娠出産を可能にしてきました。しかし、それでも願いかなわず、出産に至らないことも多くあります。

私のクリニックでは、2003年の開設当時は、口コミで1カ月に数名の不妊治療中の患者さんから問い合わせをいただき、オーソモレキュラーを併用することで妊娠に至り、無事に出産を迎えるということを経験してきました。

ここ数年は、ＳＮＳや各種メディアを通して、不妊と栄養の関係についてかなり取り上げられるようになり、より多くの不妊治療中の患者さんから問い合わせをいただき、治療に関わるようになりました。

また、本家の不妊治療の分野においても、栄養の重要性が指摘されるようになり、不妊治療を専門にしている医師ご本人が、オーソモレキュラーのセミナーや勉強会にご参加くださることも増え、従来の不妊治療にオーソモレキュラーを併用する施設は続々と増えています。

長年の不調、オーソモレキュラーを続け子どもを望むも、あきらめていたところ……

ここで当クリニックのある患者さんの経緯を紹介したいと思います。

Ｋさん（女性）は、30歳ごろから抑うつ症状を自覚するようになり、精神科で投薬治療を受けていました。数年の投薬治療によっても状態は改善せず、日中も横になっていることが多く、お母さまが心配され、38歳のときに当院に初診されました。

オーソモレキュラーを併用することによって、徐々にうつ症状や全身の倦怠感(けんたいかん)などが改善したのですが、精神科の主治医は「投薬の効果がやっと出てきた」という解釈で、精神科薬の減薬については否定的であったため、精神科の病院と主治医を変更し、症状の改善に応じて処方薬も減らす方針になりました。

その後もストレスなどによって、うつ症状が増悪することもあったのですが、サプリメントの変更や最小限の薬剤の増量によって乗り切り、41歳のときにようやく、全ての薬をやめることが可能となりました。

薬なしでも眠れるようになり、目覚ましなしでも起きることができ、ご主人の朝ご飯を作ることもできるようになったのです。

その後もKさんは、当院で年に2回の血液検査を受け、その結果に応じて、そのときに必要な最小限のサプリメントを併用し、オーソモレキュラーを継続してくれていました。

43歳のころには、夫婦で自然に「子どもが欲しい！」という感覚が出てきたそうです。それまでは長期間にわたり、多くの精神科の薬を併用し、日常生活すら満足に送ることができなかったため、ご夫婦にとっては妊娠や出産、さらには子育てなどは、想像することすらできないことだったのです。

二人で決心し、不妊治療のクリニックを受診。そして検査結果を聞きに行ったところ、担当のドクターからは、妊娠は困難なホルモンバランスであり、不妊治療の適応ではないこと、さらには「うつ病が治ったのだから夫婦で今後の人生を楽しみなさい」と告げられ、お二人は納得されます。

その後もKさんは、ときおり食事が乱れることがあっても、また、サプリメントをほとんど飲まない期間があっても、当院での年2回の血液検査を継続し、可能な範囲でのオーソモレキュラーを継続してくれていました。

47歳のあるとき、月経が突然止まり、体重が増え始め、気分がすぐれない、ということが起こりました。Kさんは、急に閉経し、更年期障害が起きているのだろうと自己判断。さらには、体重が増えてしまうと困るので、ダイエットとして階段昇降や縄跳びまでしていたのです。

しかしそんなとき、ふと「もしかすると妊娠⁈」との思いが頭をよぎり、薬局で妊娠判定キットを購入し、検査してみたところ、妊娠判定が陽性。すぐに縄跳びダイエットは中止し、産科を受診して、48歳で自然分娩による出産となりました。

妊娠成立に必要な栄養素の適正化

オーソモレキュラーを始めると、卵子の質（グレード）がめざましく上がることが多くあります。また、男性のほうも、精子の質、動き、数ともに良くなります。その変化は、精子のほうがより迅速で、1～2週間ぐらいのあいだに良くなることが多いものです。

これは精子は非常にターンオーバーが早いからで、栄養状態が良くなると、すぐに精子も良くなります。男性の場合には、亜鉛とDHAを摂っていただくことが大切になります（精巣の中には、もともと亜鉛とDHAが高濃度で含まれているのです）。

一方で卵子の場合には、原子卵胞の状態から排卵するまでに数カ月かかりますから、もう少し時間が必要です。患者さんには、栄養状態が良くなった状態が3カ月ぐらい続いたら、さらにその3か月後ぐらいの排卵から良くなると思いますよ、ということをお伝えしています。

また、卵子が子宮に着床するためには、子宮内膜が厚くなっていることが必要です。そのためには、細胞の分化を促進させることが大切で、それに関わるビタミンA、E、Dといった栄養素の摂取は基本的に大切です。これは、細胞の分化がうまくいかないことによって起こる他の症状（アトピーや乾癬（かんせん））などでも同じことです（たとえば私の場合には、オーソモレキュラーを始めてから、ゴルフをしても手のひらにまめができなくなりましたし、日焼けをしても皮がむけなくなりました。これも分化や角化の問題ですので、同じことです）。

不妊症の治療の場合には、専門の病院では女性ホルモン系の分泌を測りますが、オーソモレキュラーではその手前の、ホルモンの材料のほうを測ります。材料が足りなければ、その材料を増やしてあげれば、自然とホルモンも作られていくと考えます。

また、妊娠成立だけでなく、一般にオーソモレキュラーを行ないながらの妊娠では、経過においても、つわりが軽く、妊娠中の不調が少なく経過します。そのうえ、出産後のお母さんの体調や精神状態がとても安定していることもあり、多くのお母さんから「子育てが楽だった」と言われます。

そして何といっても、赤ちゃんが元気！　乳児湿疹なども出ることがなく肌はきれいで、夜はよく眠ってくれるため、授乳のために途中で起こして飲ませることもあるほどだといいます。さらに赤ちゃんはいつもニコニコしていて、泣いても泣き声が優しく、すぐに泣き止(や)むのが特徴です。

ここ数週間の外来でも、不妊治療中の46歳、47歳の女性が、無事に妊娠され、オーソモレキュラーを継続されています。このまま無事に、元気な赤ちゃんを出産されることを願っています。

不妊治療は精神的にはもちろんですが、体力的にもつらいと聞いています。オーソモレキュラーを併用すると、まず元気になり、不妊治療へも意欲的に取り組むことができるようになるようです。

最近では不妊治療を専門にしている施設でも、栄養の重要性が認識されるようになり、オーソモレキュラーを「不妊治療における欠かせない分野」として取り扱っている施設が増えてきました。

福岡県の古賀文敏ウイメンズクリニックは、日本産科婦人科学会の報告で、不妊治療における妊娠率が全国3位という成績にもかかわらず、さらなる改善のためにオーソモレキュラーを積極的に取り入れ、多くの結果を残しているとうかがっています。

院長の古賀文敏先生は、２０１７年10月にアメリカで行なわれたＡＳＲＭ（アメリカ生殖医学会）のシンポジウムにおいて、栄養と不妊の関係について講演もされました。

また東京の大崎駅にほど近いビルにある、はなおかＩＶＦクリニック品川の花岡正智先生は、妊娠を希望し受診される患者さん全員に、ヘム鉄とビタミンＤのサプリメントを服用することを指導されています。詳細な栄養状態のチェックを行なった患者さんには、他の栄養素の指導もされますが、ヘム鉄とビタミンＤに関しては、検査の結果を待たずして指導されているそうです。

私も、この2種類の栄養素の適正化は、妊娠成立にとって最も重要なのではと感じていたので、専門の先生がこのように指導されていると聞き、自分の評価が正しかったと感じるとともに、オーソモレキュラーを取り入れて数年にもかかわらず、本質を理解されていることに驚きました。

花岡先生は、現在は鉄欠乏の女性のへム鉄による補正と、不妊治療に関係するデータを集積され、応用されるために、論文発表の準備をされているそうです。

（2）アンチエイジング

63歳からのオーソモレキュラーで意欲の改善

当クリニックに通ってくださっているRさんは、長年、お気に入りのエステティックサロンで定期的にトリートメントを受けていました。サロンで施術してもらうときには、日頃のストレスから解放され、信頼するエステティシャンとの会話はいつも楽しい時間だったといいます。肌の調子も良くなり、いつもリフレッシュするのですが、それでも、1カ月に数回は見舞われる早朝の激しい頭痛と、花粉症をはじめとする多くのアレルギー症状に悩まされていました。

そんなときエステでトリートメント中に、オーソモレキュラーについて教えてもらいます。初めて聞く治療法で、細かい内容についてはさっぱり理解できなかったそうですが、長年通っているエステの信頼するエステティシャンからの紹介というだけで、当クリニックを受診され、63歳からオーソモレキュラーに取り組むことになります。

Rさんはそれまで、通年性のアレルギーに対しては、抗アレルギー剤を常に服用し、花粉症の時期には、鼻粘膜をレーザーで焼かなくてはなりませんでした。頭痛にたいしては頭痛外来で「強い薬です」と言われた薬を服用し、2種類使っても効かないこともありました。さらに、繰り返す中耳炎にたいしては、そのつど抗生剤を使って対応していました。

それが、オーソモレキュラーに取り組み始めて7年が経ったいまでは、なんとこれらの薬は全て不要となり、体調は良好、さらに、何か新しいことを始めたいという意欲がふつふつと湧いてきたといいます。

そこでRさんは、若いころからの念願だった乗馬に挑戦したのです。乗馬のために杉林の近くに行っても花粉症の症状はなく、徐々に思い通りに馬を乗りこなせるようになる楽しさを味わい、人生をまさに楽しんでいると伝えてくれます。

アンチエイジングやエイジングケアは、女性にとって常に大きな関心事です。女性誌では皮膚のたるみやしわへの対策などを中心によく特集されます。

最近になって、私のところにも、女性誌のアンチエイジング特集での取材依頼が増えていますが、Rさんのように人生そのものを年齢とともに充実したものにされることが、本当のアンチエイジングではないかと感じています。

（3）がんの治療とオーソモレキュラー

糖尿病とがんの関係からわかること――「高血糖＋高インスリン」の危険

がんの患者さんが、何を食べて何を食べるべきではないのか、また、がんを患ったときの食事については、毎年新しい書籍が発売され、多くの情報があふれています。

このがんの分野でも、オーソモレキュラーの考え方を応用することで、そのときのベストの答えを得ることができると私は強く思っています。

がん細胞が活動するときには、ブドウ糖をエネルギー源にします。そのため、血糖値が上昇している糖尿病の方は、がんの罹患率が高いことが以前から知られていました。

また、がんを患っている糖尿病の患者さんの血糖値のコントロールが改善することによって、がんの予後が改善することも報告されています。

さらに、糖尿病でがんに罹患した場合には、短期・長期生存に関する予後が悪いのです。

つまり、がんのエネルギー源であるブドウ糖が多い糖尿病では、がんになりやすく、がんになったときに血糖値を下げると予後が改善し、血糖値が高いままだと生存期間が短くなるということになります。

これらの事実の原因としては、①血糖値が高いため、がん細胞のエネルギーであるブドウ糖が豊富にがんに供給されること、②2型糖尿病ではインスリン抵抗性が形成されているため、インスリンが過剰分泌されていること、の2つが考えられます。

2型糖尿病では、血糖値を下げようと大量のインスリンが分泌されています。実はインスリンは、血糖値を下げるだけでなく、がん細胞の増殖を促進させることが知られており、2型糖尿病における「高血糖＋高インスリン」状態は、がんにとって最も居心地の良い環境といえるのです。

私のクリニックでは、糖尿病と診断されていない多くの患者さんへ、5時間糖負荷検査を行なってきました（なぜならこの検査は、自律神経のメカニズムを診る究極の検査といえるからです）。すでに3000人ほどの患者さんに行なっています。

その結果、一般的な診断基準では糖尿病と診断されないような多くの患者さんで、じっさいには食後に140㎎／dLを超える高血糖となっており、それとともに大量のインスリンが分泌されていることを確認しています。

つまり、糖尿病を指摘されていない方でも、「高血糖＋高インスリン」の状態は頻繁に起こっているのです。

ですから、がん患者さんの場合にも積極的に糖質制限を行ない、高血糖と高インスリン状態を作らないことは、極めて重要な食事の概念になります。

小さくなったがんとともに天寿をまっとうされたTさん

当クリニックには、たくさんのがん患者さんが、オーソモレキュラー療法を併用するために、もしくはオーソモレキュラーによる積極的な治療をするために通っています。Tさんの例をご紹介しましょう。

Tさんは、70歳で肺がんが見つかったときには、すでに大きくなって両側に転移しており、手術はできない状態でした。初期には抗がん剤による化学療法によって小さな腫瘍が消失し、経過は良好といわれていたのですが、徐々に抗がん剤の効果が乏しくなり、そのたびに抗がん剤の増量や変更を行なってきました。

ところがあるとき主治医から、もう使う抗がん剤が無いと宣言されます。レントゲン写真でみると、明らかながんの腫瘍が、素人のTさんにもわかるほど鮮明に写っていました。

73歳で当クリニックを受診し、オーソモレキュラーを開始されてからは、全ての抗がん剤を中止し、糖質制限を中心とした食事方法と、積極的なサプリメントを用いた栄養状態の改善による免疫の向上、さらに、高濃度ビタミンC点滴を併用し、治療しました。

あらゆる抗がん剤を使い果たしても残っていた肺がんの大きな腫瘍が、オーソモレキュラーによって縮小傾向を認めました。ところが、ある大きさまで小さくなってからは縮小しなくなり（2㎝程度）、いつレントゲンを撮っても、同じ大きさでとどまっていました。

結局Tさんは、そのままの状態で10年以上オーソモレキュラーを継続され、80代後半に老衰でお亡くなりになりましたが、高濃度ビタミンCの点滴中には、パソコンで調べ物やゲームを楽しみ、点滴の日だけは帰りにお寿司屋さんで一杯お酒を飲みながらお寿司を楽しむことを続けられていました。

理論上は、お寿司を食べて日本酒を飲むのは、がんの治療では好ましくないことです。ですが、Tさんは、オーソモレキュラーを継続し、がんと闘っている自分へのご褒美(ほうび)に、新宿でのひとときを楽しまれていたのです。

80代後半となると老化から、次第に足を悪くされて、近所の方に車で送ってもらって通っていましたが、最後はいよいよ車椅子となりました。それでも老健施設から通っていらっしゃいました。がんは確かに消えてはいませんでしたが、症状は出ておらず、最期も安らかだったとうかがいました。

がんの患者さんの治療に関わらせていただくようになり、予想をはるかに超える良い経過をたどる患者さんには、前向きで楽観的な方が多いことを感じています。もちろん、進行が進んで全身状態が思わしくないときに、「前向きで楽天的にいてください」とはとても言うことはできません。

それでも、希望を失わず、自分の身体に好ましい栄養を補給し、がん細胞へはブドウ糖とインスリンの供給を断つことで兵糧攻めをすることによって、きっと明るい変化を実感していただくことができると、私は自信を持ってお伝えしたいと思います。

私のクリニックでは、がんを患ってしまったご主人が高濃度ビタミンC点滴とサプリメントを用いたオーソモレキュラーを行なったところ、元気になり肌もみるみるきれいになっていく様子から、奥さんが「私も」といって高濃度ビタミンC点滴を希望されることが多々あります。

ご夫婦が並んで同じ点滴を受ける様子を見ることができるのは、まさにオーソモレキュラーならではのことです。オーソモレキュラーでは、いかなる治療も、身体にとって害の無いことだからです。このような光景は、一般的ながんの治療ではあり得ない光景なのです。

抗がん剤で弱ってしまったFさんがみるみる元気に

次は、最終的にはとても悔やまれる例ですが、敢えてご紹介いたします。

Fさんは、一流企業で同期より早く部長職に就き、多忙を極めていました。46歳のときの健康診断にて、突然、進行した肺がんが見つかってしまいました。仕事を引き継ぎ、治療に専念することになり、国立のがん専門病院にて抗がん剤治療が始まりました。

抗がん剤の副作用は想像を超えたもので、激しい嘔気と下痢のため、80kg以上あった体重が、2カ月で10kg以上減ってしまい、脱毛も激しいため、病院内の理髪店で坊主頭にしてもらうほどでした。両側の肺に転移してしまっていた肺がんの腫瘍は、抗がん剤による治療が1クール終わったところで縮小傾向を認め、小さな転移巣は、画像診断では消失したように見えるものもありました。

主治医からは退院が許可されたものの、10kg以上も痩せてしまったためか、平地を歩くだけで息切れを感じ、入院前には平気でのぼっていた階段も、とてものぼることができない状態になっていました。

食欲も戻らず、仕事に復帰することは困難な状態が、退院した後も継続していました。

その後のフォローアップの検査でも、白血球数が低い状態が続いており、抗がん剤治療をすることによる免疫低下などの副作用が予想されるため、次の抗がん剤治療ができない状況でした。

このような状況で、Fさんはオーソモレキュラーを知り、希望されて当クリニックを受診しました。そのときの血液検査では、白血球数とともにアルブミンやヘモグロビンの著しい低下を認めました。

高濃度ビタミンC点滴を週2回行ない、アミノ酸、特にグルタミンを用いたタンパク質成分の補充、さらに、ヘム鉄や不足していた多くの栄養素を積極的にサプリメントで補いました。

1カ月もしないうちに、全身に力がみなぎる感覚を実感され、クリニックにも電車を使って自分一人で通院することができるようになりました。髪の毛もふさふさと生えてきて、体重も徐々に戻り、「もうすぐ仕事ができそうな感覚です！」と嬉しそうに話されていました。

画像検査では、大きな肺がんの腫瘍は、そのまま大きさが変わらず、腫瘍の大きさによってはオーソモレキュラーによるがんの腫瘍への効果を確かめることはできませんでした。ただ、血液検査では、白血球数、アルブミン、ヘモグロビンなどの重要な数値が劇的に改善し、CRPなどの炎症を示す項目も正常化していて、全身状態が明らかに改善していることがわかりました。

がんの患者さんのオーソモレキュラーでは、炎症を鎮静化することは、がんを鎮めて新しい転移などを防ぐために、とても重要なポイントであり、この点から見ても、オーソモレキュラーがFさんをとても良い状態にしたと評価することができます。

「ラストチャンス」との言葉に抗がん剤治療を選択され

この血液検査の改善は、主治医を驚かせました。そして喜んだ主治医は、同時に、「この状態なら次の抗がん剤治療ができます」「これはラストチャンスです」と話し、Ｆさんに次の抗がん剤治療を勧めたのです。

この主治医からの「最後の望み」「ラストチャンス」という提案を聞き、Ｆさんは抗がん剤治療に懸けてみるということを話され、入院することになりました。その２カ月後、奥様より、抗がん剤治療中に、副作用が強く、白血球数が低下し、肺炎となりお亡くなりになったことを連絡いただきました。そのとき私は、「ラストチャンスに懸ける」というＦさんを止めることができなかった自分を悔やみ戒めました。

どのような病気でも、主治医の意見はとても大きな意味を持ちます。ステージ４の進行がんの治療では、主治医から「治療法が無い」と宣言されることは、患者さんにとって最後通告に聞こえ、絶望感を与えることになってしまいます。抗がん剤をすることこそががん治療だと思っている患者さんにとっては、抗がん剤治療を受けることが希望になってしまっているからです。しかし、それがかえって寿命を短くしたり、生きている間のＱＯＬを下げてしまうことになることを、認識すべきだと思います。

もし、がん治療の専門医が、抗がん剤だけでなく、オーソモレキュラーのような治療法の存在と効果を知り、患者さんへ提案してくれたら、どれだけの患者さんが救われるかと思います。

がんへの治療効果は大きさの変化で評価するべきではない

オーソモレキュラーでは、余命数カ月と宣告されたがん患者さんでも、2年、3年と元気で過ごされるということはよく経験します。しかも、この2〜3年の期間は、とても元気で、美味しいものを食べ、大切な人と、やりたいことをして過ごす時間に充てることができるのです。抗がん剤を用いて、つらい副作用に悩み耐えながら過ごす期間とは比較できない、充実した時間であると思います。

オーソモレキュラーによるがん治療（トータル栄養アプローチ）には、効果的な方法がいくつもあります。その細かい部分にまではここで触れることはできませんが、あらゆる角度から緻密に作戦をたて、がんと闘える身体を作ります。

その中で、とても大切なこととして、オーソモレキュラーでは、がんへの治療効果の評価方法が、一般的な抗がん剤治療とは異なります。つまり「腫瘍の大きさの変化では評価しない」ということです。

がんの腫瘍は、画像で同じ大きさであっても、活発に活動しているのか、それとも眠った状態なのか、通常では見分けることができません。しかし、ＰＥＴ検査では、腫瘍の活動性をブドウ糖の取り込み具合から知ることができます。これはがんへの治療効果を測る、優れた検査方法だと思います。

もし通常のがん治療の現場でも、進行がんの場合には、腫瘍の有無や大きさの変化だけでなく、腫瘍の活動性なども含めて治療効果として評価するようになれば、そしてさらに、腫瘍の大小だけではなく、どれくらい元気で生きられたかの「生存期間」を治療効果の評価基準として採用するようになれば、Ｆさんのような状態のときには抗がん剤による治療は選択肢にならないのではと感じます。

Ｆさんの場合にも、もし腫瘍がおとなしく眠っているような状態を保つことができたら、前出のＴさんのように、がんがありながらも天寿をまっとうすることも可能であったのかもしれないと思うと、残念でなりません。

あとがき

オーソモレキュラー療法に出会ってから20年あまりが経過しました。出会った当時は、手探りで自分の専門分野で応用し、確かな手応えを感じていました。

その後、まさに専門外である精神疾患領域の患者さんから多くの相談をいただきました。通常の投薬治療で満足できる効果を実感されていない精神科の患者さんの多くが、オーソモレキュラーによって劇的に改善される経過に立ち会ううちに、精神科のガイドラインに沿った治療に大きな疑問を感じるようになりました。

その後も同じような経験を、精神科以外にも、多くの診療科領域ですることになり、全ての診療科において、オーソモレキュラーの考え方は基礎になるものであると確信しました。

その後は、自分を頼ってくれる患者さんだけでなく、医師や歯科医師をはじめ一人でも多くの医療に従事する関係者に、栄養について正しく理解していただき、実際に目の前にいる困っている患者さんに応用していただかなければ、救われるはずの患者さんたちが不幸であり、医師として申し訳ないという思いに至ったのです。

2003年から医師へのセミナーを開始。2017年末には、この治療を取り入れている医療施設は2000カ所を超えました。それでも、まだまだ多くの患者さんが、オーソモレキュラーによってすばらしい改善と充実した人生を送る可能性があるにもかかわらず、苦しまれています。この治療が広く知れ渡り、日本の医療の常識にしなくてはなりません。

私のクリニックでは、脳外科、精神科、漢方など、それぞれの専門領域がありながら、オーソモレキュラーを勉強して勤務してくれている医師がいます。最近では大学で要職にある精神科専門医も外来を担当してくれるようになりました。徐々にではあるのですが、確実に変わってきています。

食べたものは、身体の中の、まさに神の手（＝ゴッドハンド）によって精密に調整され、私たちの脳と身体をかたち作り、機能させています。この事実を知ることは、毎日の食べ物を選ぶ際の基準となるでしょう。一人一人がこの事実を知り、精密機械でもなし得ない、人の身体のすばらしさを感じてほしいのです。

オーソモレキュラーの実践は、多くの場合は日常の食事の変更と、ポイントとなる栄養素をサプリメントで補充することであるため、一般の方々が個人的に取り組まれても効果が得られることが多く、大きな問題も起こることは少ないものです。

ところが本文でも触れたように、通常では考えられない血液検査データを示すこともあります。本書をはじめ、皆さんが学ばれた情報から実践されてもはっきりとした結果が得られないときや、増悪傾向を感じるときなどには、躊躇(ちゅうちょ)せずに医師の診断と治療を受けられることをお勧めします。

またすでに通常の治療を行なわれている方が、併行してオーソモレキュラーに取り組むときには、薬剤との関係などもありますので、可能であれば、血液検査データを正しく評価し、適切にアドバイスをしてくれるオーソモレキュラーの実践医療機関を受診され、取り組まれることをお勧めします。

オーソモレキュラーはまだまだ一般的な治療ではなく、ときに誤解され、非難されることすらあります。それでも患者さんは、自らが選択しこの治療に取り組まれ、すばらしい改善をプレゼントしてくれるのです。私は医師として、これほど光栄で嬉しいことはありません。一人一人の患者さんに、心から感謝します。もし私がオーソモレキュラーを知らず、ガイドラインに沿った投薬治療を続けていたとしたら、これほどの喜びややり甲斐を感じることはなかったでしょう。

そして今日まで私がオーソモレキュラーを実践し続けることができたのは、クリニックのスタッフがいたからこそです。スタッフは皆、この治療を選ばれた患者さんの改善を願って一緒に働いてくれています。オーソモレキュラー療法を日本の医療の常識にするという夢に向かってともに尽力してくれているスタッフ、仲間のドクターたち、さらにより深く勉強して自分の仕事に生かし、周りの方々の健康のために動いてくれているONPやONEの皆さんにも、心から承認し、感謝します。

最後に、この本を企画し全力でサポートしてくれた元患者である闕口麻美子さん、そしてまだ一般的でないオーソモレキュラーという単語をメインのタイトルに使うことを了承し、すばらしい編集をしてくれた光文社の草薙麻友子さんにも、この場を借りて感謝申し上げます。

推薦のことば

東京医科大学病院　精神医学分野　准教授　市来(いちき)真彦

「今回、わが国初の、『オーソモレキュラー』という言葉がタイトルに入っている本に、推薦文を書いてくれない?」と溝口徹くんからＬＩＮＥがやってきた。

溝口くんは、言わずと知れた「わが国のオーソモレキュラー療法の総帥的な存在」である。しかし私にとって溝口くんは高校の同級生で、当時ダサい体操服を着て一緒にサッカーやバレーボールをやっていた旧悪を知る仲なので、どうもいまだに「溝口先生」と呼ぶことに抵抗がある。

とはいえ流石(さすが)にわが国のオーソモレキュラー療法の総帥を、当時のように「ミゾ」と呼んでこの文章を書くわけにもいかないので、間を取って、「溝口くん」という呼び方で書き進めてみたい。

さて、私の属している精神科は、他の科と同様に「診断をして治療を行ない、うまくいかなければ別の治療に変更したり、そもそもの診断自体を見直す」ということを繰り返す診療科である。しかし精神科の疾患においては、まだまだいろいろなことがわかっていない。

まず、具体的にはどのような診断を行なっているのだろうか?　うつ病を例に考えてみよう。

私や溝口くんが研修医になった20世紀の後半、わが国では、「身体因（外因）」と「内因」と「心因」という原因に注目した古典的分類に基づいて診断がなされていた。そしてそれは、身体因が否定されなければ内因と診断してはならず、内因が否定されなければ心因と診断してはならない、というものであった。

だから、たとえば脳炎のような感染性の身体疾患や、膠原病(こうげんびょう)や甲状腺機能異常といった身体疾患があって、うつ症状を呈している場合には、(内因性精神障害である)うつ病とは診断せず、身体因である(身体疾患による)器質的精神障害、ないしは症状性精神障害と診断しなさい、というルールであった。

しかし当時、何と何の身体疾患を否定すれば身体因性が否定され、内因性うつ病と診断してよいのか、という疑問を投げかけても、明確な答えを返してくれた先輩はおらず、また、どこの成書にもその答えは書かれていなかったのである。

現在は、診断基準として、主にWHO(世界保健機構)による「ICD(疾病及び関連保健問題の国際統計分類)」や、APA(アメリカ精神医学会)による「DSM(精神障害の診断と統計マニュアル)」が用いられている。これらの診断基準は、精神科医の間で診断が異なるという診断の信頼性の問題に対応して用いられるようになったという経緯がある。たとえばうつ病の場合は、うつの症状にはこのようなものがあるのだと定義された症状が、一定数一定期間あれば、うつ病と診断することとなっている。このように、「誰でも同じ診断にたどり着く」ような診断基準になっているが、その診断基準は未だに十分とは言えない。

たとえば、うつ状態で訪れた患者さんに対して、採血データによって甲状腺機能が低下しているのを見つけた場合、「ICD-10」ではF00-F09の「症状性を含む器質性精神障害」に分類され、

「DSM‐5」では「他の医学的疾患による抑うつ障害」に分類されるが、私が四半世紀精神科医をやってきた中で、その「他の医学的疾患」に含まれる身体疾患に、新たにどれだけの身体疾患が加えられたのだろうか？　まだまだ見逃されている未知の身体疾患による抑うつ状態があるのではなかろうか？　……などと思えてならないのである。

治療という側面から見てみると、これらの診断基準は、「どのような治療が適切であるか」を判断するにはたいした役に立たないことは、精神科医であれば**誰でも**感じていることであろう。

実際、今の（西洋的な）診断基準によると同じ診断にしか見えない患者さんたちの中で、ある人にはこの薬剤が効いてある人には効かない、また、ある人はこの副作用が出やすくて、ある人は出にくいといった差があることを感じる場面に遭遇する場合が少なくない。

さらには、ほんのわずかな向精神薬でも激しい副作用（と思われる）症状を呈する患者さんたちが少なからずいて、そのような患者さんたちをどうやって治療したらよいのだろうという疑問にぶつかることがある。

私も約10年前に同じような疑問にぶつかり、それを機に、高校時代の友人である、精神科医ではない溝口くんが、何やら別の方法で精神疾患を持つ患者さんの治療をしていて、効果を上げているという風の噂を思い出し、一度も行ったことのない同窓会に行って溝口くんから紹介されたのが、オーソモレキュラー療法、すなわち栄養療法だったのである。

その後、当時上梓されていたありとあらゆる非定型抗精神病薬の最少用量でも副作用出現のために症状を軽減することができず、とても効くとは思えない極々少量の抗精神病薬を飲んでいただいていた20代の統合失調症に罹患している（と診断した）患者さんに対して、オーソモレキュラー療法を併用してみたところ、間もなく彼は意欲を回復し、新たに就学し、卒業し、完全に症状が消失したわけではないが、今やその業界で賞を獲得するまでに至ったのである（そして、ほかの多くの患者においても同様の劇的な改善をしばしば経験することになる）。

これをいったいどのように考えればよいのだろう？　未だ知られていない栄養障害による統合失調症様の症状の出現？　新たな診断の発見？　新たな治療法の発見？　それとも単なる偶然？

うつ状態イコールうつ病ではない。うつ状態の患者さんの中にうつ病の患者さんがふくまれている。うつという言葉が症状名と疾患名に同じように用いられていることも混乱を引き起こしているように思える。ひょっとすると、うつ病のうつ状態は、風邪症候群でいうところの発熱のような「症状」であって、うつ病の治療薬として標準的に用いられている抗うつ薬は、風邪症候群の解熱剤のようなものなのかもしれないのである。

それらを明らかにするためには、まず、オーソモレキュラー療法のバイブルになるであろう本書を熟読して、溝口くんとまるで高校時代のように、高校前の駄菓子屋のジジショップで買った炭酸水と、ババショップで買ったお惣菜パンを食べながら議論してみたいと思う今日この頃である（が、こんな食べ物と飲み物を食べながらなどと言っているようではオーソモレキュラー療法修業中の者としては失格だぞ、と溝口くんに言われてしまうだろう・笑）。

オーソモレキュラー療法を行なっている医療機関のリスト

（オーソモレキュラー.JP のホームページ
http://www.orthomolecular.jp/ でも 紹介されています。）

北海道

医療機関	住所	電話
五稜郭大村美容形成クリニック	函館市本町 8-18-7F	☎0138-35-4874
ゴールデンゲートクリニック	札幌市中央区大通東 4-1-19-B1F	☎011-206-8717
札幌麻酔クリニック	札幌市中央区大通西 16-1-10-4F	☎011-633-2525
森皮フ科クリニック	札幌市西区琴似一条 4-4-20-2F	☎011-644-0112

岩手県

医療機関	住所	電話
さやかクリニック	北上市飯豊 20-123-1	☎0197-72-7228

宮城県

医療機関	住所	電話
きたのはら女性クリニック	仙台市青葉区国分町 2-2-5-8F	☎022-722-2077
市川内科電力ビルクリニック	仙台市青葉区一番町 3-7-1-2F	☎022-262-5755

秋田県

医療機関	住所	電話
あきたすてらクリニック	秋田市手形字西谷地 1-2-1F	☎018-874-7411

山形県

医療機関	住所	電話
十日町ようこクリニック	山形市十日町 3-2-8	☎023-623-9200

福島県

医療機関	住所	電話
青山医院	田村市常葉町常葉字荒町 48	☎0247-77-2015

茨城県

医療機関	住所	電話
紫峰の森クリニック	つくば市島名 472-1	☎029-848-2348
廣瀬クリニック	水戸市見川町 2352-3	☎029-244-1212

栃木県

医療機関	住所	電話
森田医院	宇都宮市西 3-5-8	☎028-633-1573
半田醫院	宇都宮市東原町 10-7	☎028-658-0021
谷口医院	塩谷郡高根沢町宝積寺 1038	☎028-675-0005

群馬県

医療機関	住所	電話
佐藤病院	高崎市若松町 96	☎027-322-2243
服部・えびすさまクリニック	太田市飯塚町 985-1	☎0276-55-3111

埼玉県

医療機関	住所	電話
大宮レディスクリニック	さいたま市大宮区桜木町 1-7-5-14F	☎048-648-1657
ウメヅ医院	川口市並木 3-9-7	☎048-253-5255
坂戸西診療所	坂戸市北峰 33	☎049-289-5111
北あさか 城北クリニック	朝霞市朝志ケ丘 3-5-2	☎048-474-9066
あいオリエンタルクリニック	新座市東北 2-30-16-6F	☎048-485-2824
野上歯科医院（内科）	熊谷市銀座 1-188	☎048-521-1333
大友外科整形外科	北本市本町 6-284	☎048-591-7000
恵南クリニック	本庄市見福 2-27-18	☎0495-24-0008

千葉県

医療機関	住所	電話
目時クリニック	市川市市川南 3-3-23	☎047-321-1787
すぎおかクリニック	船橋市夏見台 3-9-25	☎047-406-7272
きたなら駅上ほっとクリニック	船橋市習志野台 3-1-1-3F	☎047-401-1707

総合医療センター成田病院 成田市押畑 896 ☎ 0476-22-1500
協和医院 銚子市唐子町 8-33 ☎ 0479-30-4855
はやさかクリニック 木更津市畑沢南 4-6-17 ☎ 0438-30-6645

東京都

クリニーク デュボワ 千代田区内幸町 1-1-1-4F ☎ 03-3509-1651
内山九段クリニック 千代田区神田神保町 3-10-10-4F ☎ 03-3511-1330
ナチュラルアート クリニック 千代田区六番町 6-5-2F ☎ 03-6256-8448
スキン・ソリューション・クリニック 中央区新富 1-15-3-5F ☎ 03-3206-2001
銀座ファインケアクリニック 中央区銀座 1-8-14-3,4F ☎ 0120-312-879
スキンケアクリニック 美のかほり 港区新橋 5-29-4-1F ☎ 03-5776-1112
メディカルブランチ表参道 港区北青山 3-9-7-3F ☎ 03-5774-2057
白金坂の上診療所 港区白金台 4-7-8-2F ☎ 03-3447-3232
みゆきクリニック 港区高輪 4-21-16 ☎ 03-5447-1236
上野の森クリニック 台東区上野 2-11-6-B1F ☎ 050-3734-3899
角田クリニック 荒川区南千住 5-18-11 ☎ 03-3806-8172
つるかめクリニック 江戸川区松島 1-41-20-2F ☎ 03-5879-2100
小松川クリニック 江戸川区東小松川 1-12-11 ☎ 03-5607-7051
はなおかレディースクリニック 品川区南大井 6-17-15-3F ☎ 03-5767-5285
ひめのともみクリニック 品川区大崎 4-1-2-4F ☎ 03-5436-7351
はなおかＩＶＦクリニック品川 品川区大崎 1-11-2-1F ☎ 03-5759-5112
羽尾皮フ科クリニック 品川区中延 5-2-2-2F ☎ 03-6426-1803
伴野内科クリニック 大田区久が原 3-36-13-1F ☎ 03-5747-1188
青山研美会クリニック 渋谷区神宮前 3-42-16-2,3F ☎ 03-5413-1777
松倉クリニック&メディカルスパ 渋谷区神宮前 4-11-6-9F ☎ 03-6455-5118
松倉 HEBE DAIKANYAMA 渋谷区猿楽町 16-15-5号棟2F ☎ 03-3770-7900
陣内耳鼻咽喉科クリニック 渋谷区笹塚 2-10-4-2F ☎ 03-3370-6635
自由が丘クリニック 目黒区八雲 3-12-10-2,3,4F ☎ 03-5701-2500
中目黒アトラスクリニック 目黒区上目黒 1-26-1-4F ☎ 03-5773-5570
アトラス心クリニック 目黒区上目黒 1-26-1-3F ☎ 03-5773-5571
成城松村クリニック 世田谷区砧 8-23-3 ☎ 03-5727-0878
岡本歯科クリニック 世田谷区等々力 2-1-14-1,2F ☎ 03-3703-8241
新宿溝口クリニック 新宿区新宿 2-3-11-5F ☎ 03-3350-8988
マイシティクリニック 新宿区新宿 3-25-10-6F ☎ 03-3354-3411
金内メディカルクリニック 新宿区西新宿 7-5-25-2F ☎ 03-5937-9937
リアンレーヴ高田馬場クリニック 新宿区下落合 1-6-9-1F ☎ 03-5348-8027
新宿ＯＰ廣瀬クリニック 新宿区河田町 7-6 ☎ 03-6380-1280
杉並すだクリニック 杉並区井草 1-16-4 ☎ 03-3395-1192
サンシャイン山口クリニック 豊島区東池袋 3-1-1-7F ☎ 03-3988-0100
優レディースクリニック 豊島区西池袋 3-25-11-2F ☎ 03-3984-2278
目白ポセンシアクリニック 豊島区目白 3-5-12-3F ☎ 03-5983-8055
ひろクリニック 西東京市谷戸町 3-26-7 ☎ 042-423-2784
レディースクリニック マリアヴィラ 東大和市上北台 1-2-14-4F ☎ 042-566-8827

神奈川県

千梨内科クリニック 川崎市幸区下平間 359-2F ☎ 044-272-8088

ふるたクリニック	川崎市麻生区百合丘 1-19-2-1F	☎ 044-959-5116
横浜心療クリニック	横浜市神奈川区鶴屋町 3-28-5-2F	☎ 045-311-9565
甲斐整形外科	横浜市青葉区あざみ野 1-8-2-1F	☎ 045-903-8181
みなとみらいケンズクリニック	横浜市中区桜木町 1-1-7-3F	☎ 045-651-2588
上永谷ほほえみクリニック	横浜市港南区丸山台 1-11-17	☎ 045-342-8810
つのだレディースクリニック	横須賀市久里浜 1-5-1-4F	☎ 046-874-7272
会田クリニック	横浜市泉区緑園 6-2-1	☎ 045-811-2883
鎌倉メンタルクリニック	鎌倉市雪ノ下 1-9-21-3F	☎ 050-3734-3855
柳川クリニック	鎌倉市西鎌倉 1-18-3	☎ 0467-33-0857
相模原中央病院	相模原市中央区富士見 6-4-20	☎ 042-754-2211

新潟県……………………

羽賀心臓血管外科クリニック	新潟市中央区天神 1-12-7-2F	☎ 025-244-5539
ヒルズクリニック	三条市月岡 1-23-43	☎ 0256-64-7451

富山県……………………

たかの耳鼻咽喉科	富山市石金 3-1-39	☎ 076-492-8733

石川県……………………

医王ヶ丘病院	金沢市田上本町ヨ 24-5	☎ 076-262-6565
小林クリニック	金沢市鞍月 5-47	☎ 076-237-5858
とりい皮膚科クリニック	野々市市白山町 6-9	☎ 076-294-7880
いこまともみレディースクリニック	白山市北安田西 2-41	☎ 076-216-0123
新くりにっく	白山市宮保新町 130	☎ 076-276-8001

山梨県……………………

稚枝子おおつきクリニック	大月市大月 1-8-5	☎ 0554-56-7766

静岡県……………………

ふじの町クリニック・健診センター	富士市富士町 12-12	☎ 0545-32-7711
ティースエクセレントクリニック	浜松市中区松城町 211-3	☎ 053-415-8888

長野県……………………

中島医院	長野市大字柳原 2222-6	☎ 026-295-0600
西和田 林クリニック	長野市西和田 1-5-14	☎ 026-263-0884
ひまわりレディースクリニック	須坂市墨坂 4-7-1	☎ 026-285-0311
たかはしクリニック	中野市吉田 890-1	☎ 0269-26-3001
佐久平よつばクリニック	佐久市佐久平駅北 27-1	☎ 0267-66-0428
まるやまファミリークリニック	飯田市大瀬木 1106-2	☎ 0265-32-1666
神谷小児科医院	安曇野市豊科 5575-1	☎ 0263-72-5162

岐阜県……………………

梶の木内科医院	可児市川合 2340-1	☎ 0574-60-3222

愛知県……………………

やまざきクリニック	額田郡幸田町菱池源田 62-2	☎ 0564-62-5225
高橋ファミリークリニック	名古屋市緑区平子が丘 1503	☎ 052-622-1131
かねまきクリニック	名古屋市中区大井町 4-20	☎ 052-321-8201
ピュアー女性クリニック	名古屋市瑞穂区八勝通 1-14-2	☎ 052-837-0080
いとう内科クリニック	春日井市岩野町 2-6-1	☎ 0568-82-2300

こいで耳鼻咽喉科　尾張旭市三郷町栄 10-1F ☎0561-53-3711
滝歯科医院併設 メディカルサロン ナチュラルデンティストリー
一宮市本町 1-4-19 ☎0586-72-2351

京都府

あいこ皮フ科クリニック
京都市下京区四条富小路西入る立売東町 14-5F ☎075-231-9500
烏丸姉小路クリニック
京都市中京区烏丸通姉小路下ル 場之町 599-3F ☎075-229-6388
あしだナチュラルクリニック　京都市左京区岩倉三笠町 239 ☎075-707-1040

大阪府

かわい内科クリニック　大阪市城東区東中浜 3-7-15 ☎06-6962-3133
リンダ女子クリニック　大阪市中央区大手前 1-7-31-B1F ☎06-6942-6363
心斎橋藤井クリニック　大阪市中央区南船場 4-13-11-5F ☎06-6251-0111
東心斎橋クリニック　大阪市中央区東心斎橋 2-7-31-1F ☎06-6484-2233
ＭＡクリニック心斎橋　大阪市中央区西心斎橋 1-13-15-6F ☎06-6244-3500
たにまちクリニック　大阪市天王寺区生玉町 1-30-8F ☎06-6776-8966
田中クリニック　大阪市生野区生野西 2-3-8-1F ☎06-6711-3770
ウエナエ産婦人科　大阪市西区九条南 2-32-7 ☎06-6581-5382
むやスキンクリニック　豊中市新千里東町 1-4-2-8F ☎06-6872-7377
直原ウィメンズクリニック　豊中市新千里南町 2-11-1 ☎06-6871-0314

兵庫県

井之上メディカルクリニック　神戸市中央区北長狭通 2-5-9-4F ☎078-325-1585
ゆみ子皮フ科クリニック　神戸市中央区橘通 4-2-16-2F ☎078-371-3663
ナチュラル心療内科クリニック　神戸市中央区布引町 3-1-7-7F ☎078-265-1139
海浜ハートケアクリニック　神戸市須磨区松風町 5-2-33-103号 ☎078-733-3701
甲子園栗木皮膚科クリニック　西宮市上鳴尾町 1-8-101 ☎0798-46-5612
あしだメディカルクリニック　丹波市柏原町母坪 327-1 ☎0795-73-1800
里皮フ科クリニック　丹波市氷上町横田 627-1 ☎0795-80-1201
和久医院　丹波市氷上町成松 330-1 ☎0795-82-1470

奈良県

大塚医院　生駒市あすか野北 1-2-12 ☎0743-78-6770
鷲家診療所　吉野郡東吉野村鷲家 1744 ☎0746-42-0507

鳥取県

メディカルストレスケア 飯塚クリニック
米子市皆生温泉 2-19-32 ☎0859-38-5600
しみず皮膚科医院　米子市角盤町 4-23 ☎0859-32-1112

島根県

真理渡部歯科クリニック　松江市殿町 111-1F ☎0852-23-4182
くろたに内科クリニック　益田市久城町 912-1 ☎0856-23-7737

岡山県

こばし医院　岡山市北区津島西坂 2-2-20 ☎086-251-3131

香川県

真弓愛メディカル美容皮膚科・皮膚科　高松市塩上町 2-2-6 ☎087-835-3355

桑島内科医院　東かがわ市三本松 751　☎0879-25-0771

愛媛県

きい麻酔科クリニック　松山市余戸西 3-12-20　☎089-965-0005
北条病院　松山市河野中須賀 288-5　☎089-993-1200
久保皮膚科クリニック　今治市馬越町 3-3-38　☎0898-34-1211

福岡県

はたけやまクリニック　北九州市小倉北区片野 3-4-18　☎093-383-2308
浜田病院　北九州市八幡西区黒崎 3-8-7　☎093-621-0198
大安部外科胃腸科医院　北九州市若松区栄盛川町 4-19　☎093-751-3572
Yanaga CLinic　福岡市中央区天神 1-2-12-3F　☎092-737-1177
古賀文敏ウイメンズクリニック　福岡市中央区天神 2-3-24-5F　☎092-738-7711
師井美樹クリニック　福岡市中央区天神 2-3-2-6F　☎092-761-0210
ジェネラルクリニック福岡　福岡市中央区高砂 2-8-12　☎092-526-0055
セフィロトクリニック　福岡市中央区大手門 1-6-3-2F　☎092-711-8830
青木胃腸内科　福岡市中央区天神 1-11-17-7F　☎092-717-5005
やすだクリニック　福岡市早良区次郎丸 3-22-8 次郎丸メディカルタウン内　☎092-407-5000
水田ひふ科クリニック　福岡市南区大橋 3-31-18-2F　☎092-561-6161
木村専太郎クリニック　福岡市南区三宅 3-16-18-A棟101号　☎092-554-8800
みやにし整形外科リウマチ科　福岡市南区桧原 3-13-17　☎092-564-1123
ひまわり病院　糟屋郡粕屋町長者原東 1-10-3　☎092-938-1311
平田ペインクリニック　糟屋郡粕屋町長者原東 3-8-1　☎092-938-1515
喜多村クリニック　大野城市錦町 4-3-8　☎092-581-6640
森山整形外科院　久留米市長門石 2-9-63　☎0942-30-1625
東病院　築上郡吉富町広津 593-1　☎0979-22-2219

佐賀県

すこやか女性クリニック　佐賀市白山 2-7-1-2F　☎0952-20-1671
まごころ医療館　鳥栖市蔵上 2-210　☎0942-87-5002

熊本県

きさぬきクリニック　熊本市中央区本荘町 720-3　☎096-288-5703

大分県

向井病院　別府市南立石 241-15　☎0977-23-0241

宮崎県

みきクリニック宮崎　宮崎市広島 1-17-33-2,3F　☎0985-33-9678
野村循環器内科クリニック　宮崎市恒久 5942-1　☎0985-52-7171

鹿児島県

さくらクリニック　鹿児島市上荒田町 29-12　☎099-213-5733
せんだい耳鼻咽喉科　薩摩川内市高城町 1945-1　☎0996-20-3311

沖縄県

新垣形成外科　宜野湾市宇宇地泊 729　☎098-870-2990

溝口徹（みぞぐちとおる）
1964年神奈川県生まれ。福島県立医科大学卒業。横浜市立大学病院、国立循環器病センターを経て、'96年、出身地の神奈川県藤沢市に溝口クリニック（現・辻堂クリニック）を開院。2003年、新宿に日本初の栄養療法専門クリニックである新宿溝口クリニック（現・みぞぐちクリニック〔東京・八重洲〕）を開院。オーソモレキュラー療法などに基づいて構築した「トータル栄養アプローチ」によって、精神疾患、がんをはじめとする多くの疾患の治療にあたるとともに、患者や医師向けの講演会、勉強会も頻繁に行なっている。著書に『「うつ」は食べ物が原因だった！』『「血糖値スパイク」が心の不調を引き起こす』『アレルギーは「砂糖」をやめればよくなる！』（以上、青春出版社）、『がんになったら肉を食べなさい』（PHP研究所）、『この食事で自律神経は整う』（フォレスト出版）など多数。

最強の栄養療法「オーソモレキュラー」入門

2018年3月20日初版1刷発行
2025年1月15日　8刷発行

著　者 ── 溝口徹
発行者 ── 三宅貴久
装　幀 ── アラン・チャン
印刷所 ── 堀内印刷
製本所 ── ナショナル製本
発行所 ── 株式会社光文社
東京都文京区音羽1-16-6(〒112-8011)
https://www.kobunsha.com/
電　話 ── 編集部03(5395)8289　書籍販売部03(5395)8116
制作部03(5395)8125
メール ── sinsyo@kobunsha.com

 ISBN 978-4-334-04342-1

935
検証　検察庁の近現代史
倉山満

国民の生活に最も密着した権力である司法権。警察を上回る権限を持つ検察とはいかなる組織なのか。注目の憲政史家が、一つの官庁の歴史を通して日本の近現代史を描く渾身の一冊。

978-4-334-04341-4

936
最強の栄養療法「オーソモレキュラー」入門
溝口徹

がん、うつ、アレルギー、発達障害、不妊、慢性疲労… etc. 全ての不調を根本から改善し、未来の自分を変える「食事と栄養素の力」とは。日本の第一人者が自身や患者の症例を交え解説。

978-4-334-04342-1

937
住みたいまちランキングの罠
大原瞠

便利なまち、「子育てしやすい」をアピールするまち、イメージのよいまち、ランキング上位の住みたいまちは、本当に住みやすいのか？　これまでにない、まち選びの視点を提示。

978-4-334-04343-8

938
空気の検閲
大日本帝国の表現規制
辻田真佐憲

エロ・グロ・ナンセンスから日中戦争・太平洋戦争時代まで、大日本帝国期の資料を丹念に追いながら、一言では言い尽くせない、摩訶不思議な検閲の世界に迫っていく。

978-4-334-04344-5

939
藤井聡太はＡＩに勝てるか？
松本博文

コンピュータが名人を破り、今や人間を超えた。しかし藤井はじめ天才は必ず現れ、歴史を着実に塗り替えていく。奇蹟の中学生とコンピュータの進化で揺れる棋界の最前線を追う。

978-4-334-04345-2